Helmut Krüger

Echoventrikulographie

Die Echoencephalographie der inneren Liquorräume

Methodik und Anwendung

Unter Mitarbeit von
Gero Güttler

Mit 68 Abbildungen

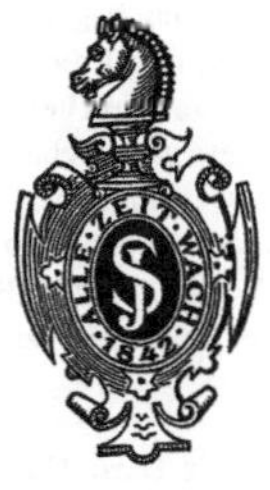

Springer-Verlag Berlin · Heidelberg · New York 1972

Priv. Doz. Dr. med. Helmut Krüger
Oberarzt an der Psychiatrischen Klinik der
Medizinischen Hochschule Hannover

Dr. med. Gero Güttler
Universitäts-Nervenklinik
Göttingen

Vorliegende echoencephalographische und statistische Untersuchungen wurden in der Forschungsstelle für Psychiatrie der Universität Münster am Westfälischen Landeskrankenhaus Gütersloh mit Hilfe des Landschaftsverbandes Westfalen-Lippe und der Deutschen Forschungsgemeinschaft erstellt.

ISBN-13:978-3-642-65256-1   e-ISBN-13:978-3-642-65255-4
DOI: 10.1007/978-3-642-65255-4

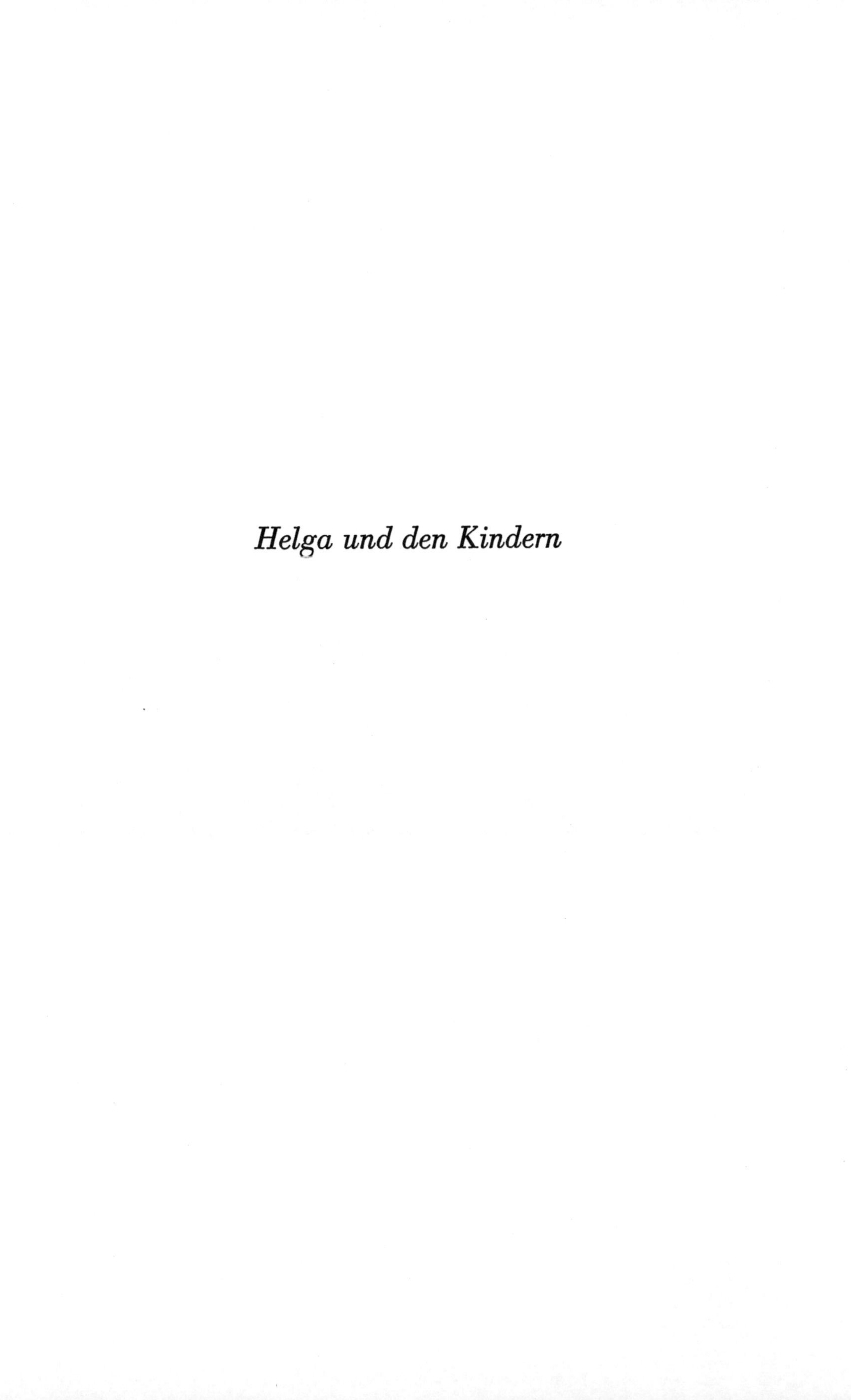

Helga und den Kindern

Geleitwort

Der letzte Satz des sechsten Abschnittes dieses Buches signalisiert, daß *Helmut Krüger* hier eine Untersuchung vorlegt, die der Psychiatrie an den Nerv geht. Die Differenz der Weite des dritten Ventrikels von Gesunden und sogenannten Schizophrenen, dies nun allmählich abgekühlte Eisen in der Debatte der Pneumencephalographen: Index einer „sekundären", einer als soziales Mangel-Produkt gesehenen Insuffizienz ventrikelnaher Zwischenhirnbereiche. Gewiß, der Autor wird sich mit dieser Hypothese keine Freunde unter denjenigen Fachkollegen machen, welche den Nerv der Psychiatrie im Einheitstopf der „Nervenheilkunde" (sprich: „neurologische Psychiatrie") verwässern. Er wird sich von ihnen sagen lassen müssen, daß ihn auch nicht einer seiner echoventrikulographische Detailbefunde gezwungen hätte, eine solche Hypothese zu riskieren.
Denn die von ihm erstmals an einem repräsentativen psychiatrischen Material ermittelten Korrelationen zwischen Variablen der Ventrikelweite, unterschiedlicher psychiatrischer Krankheitsbilder, des Alters usw. tragen ihren meßmethodischen Wert in sich selbst und weisen das Echogramm als ein beachtliches, in manchen Hinsichten dem PEG überlegenes psychiatrisches Diagnostikum aus. Aber *H. Krüger* hätte sich als der Psychiater, der er ist, unterschlagen, wenn er hinter den Daten, die für eine Ventrikelerweiterung bei Psychotikern sprechen, nichts anderes gesehen haben würde als die plane neurologische Annahme einer „primären" Systematrophie ventrikelnaher Zwischenhirnareale. Ohne diesen ebenso gewagten wie forschungsnotwendigen Wurf in eine künftige Psychosomatik und Soziosomatik der funktionellen Psychosen würde dieses Buch ein Buch wie viele andere im Forschungsausstoß dieser Zeit geblieben sein. Mit diesem notwendigen Wagnis ist es ein unverfälschter Spiegel der Zerreißprobe, welche die Psychiatrie heute durchsteht: in eins Praxis biologischer und gesellschaftlich-psychologischer Erfahrungen zu sein. Man verstehe, daß und warum der Autor — langjähriger „Anstalts"-Psychiater *und* engagierter Soziotherapeut — diese Hypothese wählen *mußte*.
Innerhalb weniger Jahre hat sich das Echogramm des Hirns und seiner Kammern in der klinischen und ambulatorischen Diagnostik durchgesetzt. Auf dem psychiatrischen Gebiet ist es heute eine unerläßliche Technik, Hirnabbauprozesse unterschiedlichster Genese in einer differenzierenden Quantifizierung zu erfassen. *Krügers* Untersuchungen legen dabei technische und meßmethodische Fehlerquellen offen, die dem Verfahren noch eigen sind. Vor allem werden durch sie die umstrittenen Normwerte der Ventrikelweiten einer Klärung nähergebracht. Eine Reihe sorgfältig gesicherter EVG-Daten dieser Studie liefert Korrekturen für pneumencephalographische Meßprobleme. So bringt diese Arbeit das Echogramm einer *standardisierten* Handhabung und Interpretation in Forschung und Praxis näher; zugleich schärft sie das Bewußtsein des diagnostischen Praktikers für den Stellenwert der EVG neben den herkömmlichen neuropsychiatrischen Untersuchungstechniken.

Die Untersuchungen *Krügers* gewinnen ihren besonderen Wert durch die Anwendung der EVG (unter exakt kontrollierten Bedingungen der Beschallung, Aufzeichnung und Auswertung) auf ein großes psychiatrisches Kollektiv, zumal auf langjährig Schizophrene, und zwar unter Vergleich mit einer Kontrollpopulation Gesunder. Praktikern wie Theoretikern dieser Technik werden damit wesentliche Hilfen gegeben. Die Forschung auf diesem Gebiet wird vor neue Fragen gestellt, beispielsweise diejenige, warum bei Schizophrenen nicht die Krankheitsdauer sondern das Lebensalter entscheidender Faktor für die Erweiterung der dritten Hirnkammer ist.

Man wünscht dieses Buch in die Hand aller, die mit dem Echogramm arbeiten oder sich in diese wichtige, heute noch sehr unkonzertiert verwendete Technik einzuarbeiten wünschen.

Hannover, Oktober 1971

K. P. Kisker

Frau *I. Güse*, Herrn *H. Petersen*, Herrn *E. Thomas*,
Herrn Med. Dir. Dr. *A. Veltin* und Herrn Dipl.-Psych. *V. Zumpe*
— Forschungsstelle für Psychiatrie der Universität Münster
am Westfälischen Landeskrankenhaus Gütersloh —
sei für hilfreiche Mitarbeit herzlich gedankt.

H. Krüger

Inhaltsverzeichnis

I. Einleitung

Die Einführung des Ultra-Schalls in die medizinische Diagnostik ist grundlegendes Verdienst von *K. Th. Dussik*. Zusammen mit seinem Bruder versuchte er 1937 erstmalig mittels einer Durchschallungsmethode, bei der der seitliche Schädel durch einen Ultraschall-Sender und einen Ultraschall-Empfänger abgetastet wurde, Bilder der Hirnkammern zu erhalten. Ein solches Durchstrahlungsverfahren hatte sich in der Industrie bereits gut bewährt; es wurde erfolgreich bei der Materialprüfung zur Feststellung eingeschlossener Lunker und Fehlstellen angewandt. Dieses „Durchleuchtungsverfahren" basiert auf Arbeiten von *Sokolow* (1929) und *Mühlhäuser* (1931). 1942 zeigte *Dussik* Ultraschall-Bilder, die Röntgenbildern eines luftgefüllten Ventrikelsystems sehr ähnlich waren. Die von ihm so benannte „Hyperphonographie des Gehirns" bewährte sich jedoch in der Folgezeit nicht. Bei der Überprüfung der Dussikschen „Schattenwurfmethode" durch *Güttner*, *Fiedler*, *Petzold* (1952) u. a. stellten sich eine Reihe von physikalischen Störfaktoren heraus. Als wesentliches Hindernis erwiesen sich die Dickenschwankungen des das Gehirn umgebenden Schädelknochens. Der Knochen absorbierte im Gegensatz zu Gehirn und Liquor sehr viel Schall. Die Ultraschall-Bilder, die mittels der Dussikschen Methode gewonnen wurden, waren von der ungleichmäßigen Dicke des Schädelknochens bestimmt. Die geringen Unterschiede, die sich aus den Schwächungsdifferenzen zwischen Liquor und Hirngewebe ergaben, konnten nicht sicher erkannt werden.

In der Folgezeit begann das Interesse an den Durchschallungsversuchen weitgehend nachzulassen.

Ein anderes physikalisches Prinzip ist im sogenannten Ultraschall-Echoverfahren verwirklicht: Das Echolot arbeitet mit einem Schallwellenbündel, das beim Auftreffen auf eine Grenzfläche zweier Medien reflektiert und so dem Schallgeber zurückgemeldet wird. Aus Schallrichtung und Echolaufzeit ergibt sich die Ortung der Grenzflächen. Bildete das Durchstrahlungsverfahren lediglich die Summe aller Informationen auf dem Weg des Schallbündels ab, erhält man mit dem Echo-Impulsverfahren Widerstandsänderungen, die an Grenzflächen auftreten, zeitlich nacheinander, d. h. getrennt abgebildet. Das Ultraschall-Echoverfahren wurde zuerst in der Wasserschalltechnik (Loten der Meerestiefe, Ortung von Fischschwärmen und Unterseebooten, Eisbergen usw.) und später in der Materialprüfung benutzt.

Für die medizinische Diagnostik, speziell für Schädel-Hirn-Untersuchungen unterschätzte man die Möglichkeiten des Ultraschall-Echoverfahrens zunächst. Man zweifelte an der Brauchbarkeit der Methode, da die akustischen Wellenwiderstände von Hirn und Liquor wenig unterschiedlich sind und deshalb nur geringe Energiemengen reflektiert werden. Im Hinblick auf die komplizierten Form- und Schichtverhältnisse im Schädel erwartete man unübersichtliche Reflexionsverhältnisse. Noch im Jahre 1955 kam die amerikanische Atomenergie-Kommission daher zu dem Ergebnis, daß auf Grund der hohen Absorption durch den Schädelknochen das Ultraschall-Echoverfahren am Schädel nicht anwendbar sei. (*Schiefer* et al. 1963.)

Es ist das große Werk von *Leksell*, ein Echo-Impulsverfahren für den intakten Schädel entwickelt zu haben, das erstmals brauchbare Ergebnisse bei der Ortung intrakranieller Strukturen brachte. *Leksell* führte in seinen Veröffentlichungen 1955/56 den Begriff der Echoencephalographie in die neuropsychiatrische Diagnostik ein.

Bei seitlicher Beschallung des Schädels entdeckte *Leksell* regelmäßig auftretende Echos von den Mittellinienstrukturen des Gehirns. Dieses „Mittellinienecho" verwandte er zur Seitenlokalisation von Hirnblutungen und Hirntumoren. Spätere Veröffentlichungen *Leksells* (1958) und seines Mitarbeiters *Jeppson* (1960, 1961) dienten der Frage nach der Herkunft dieses Mittellinienechos (ME) und befaßten sich mit den klinischen Resultaten.

Neben den schwedischen Autoren arbeiteten vor allem Engländer und Niederländer mit der Echoencephalographie. *De Vlieger* u. *Ridder* (1959), *de Vlieger, ter Braak* u. *Grandia* (1959), *ter Braak, Crezee, Grandia* u. *de Vlieger* (1961), *Jefferson* (1962), *Gordon* (1958, 1959, 1964), *Taylor, Newell* u. *Karvounis* (1961).

Seit *Leksell* ist die Echoencephalographie durch grundlegende Arbeiten verschiedener Untersucher so verfeinert worden, daß über die Mittellinienortung hinaus auch Breitenmessungen der 3. Hirnkammer möglich geworden sind (*Gordon, de Vlieger* und *Ridder* (1959), *Lithander* (1961). *De Vlieger* und *Ridder* (1959) wiesen als erste auf ein typisches Doppel-Echo im Bereich der Mittellinienstrukturen hin und deuteten es als von den Wänden des 3. Ventrikels ausgehendes Reflexionsimpulspaar. *Lithander* (1961) konnte mittels Nadelmarkierungen an Leichengehirnen nachweisen, daß die in Frage kommenden Echoreflexionsimpulse auch tatsächlich von den Wänden der 3. Hirnkammer ausgehen. Seither hat die Messung des 3. Ventrikels in der Echoencephalographie große Verbreiterung gefunden. *Schiefer, Kazner* u. *Brückner* (1963), *Schiefer* u. *Kazner* (1967), *Feuerlein* u. *Dilling* (1967), *Huber* u. *Patiri* (1967), *Huber, Betz* u. *Kleinöder* (1968), *Pia* u. *Geletneky* (1968). — Wir selbst dürfen hier auf eigene Arbeiten über die Echoencephalographie der 3. Hirnkammer bei Gesunden und Schizophrenen sowie auf unsere Validitätsuntersuchungen im Vergleich echoencephalographischer mit pneumencephalographischen Befunden verweisen (*Krüger, Zumpe* und *Veltin*) (1967, a u. b, 1968).

Darüber hinaus gaben *ter Braak, Crezèe, Grandia* und *de Vlieger* (1961) ein Verfahren zur Identifikation von Seitenventrikel-Echos an. Sie beschallten bei luftgefülltem Ventrikelsystem und markierten die Schallrichtung auf dem Röntgenbild. Sie konnten so nachweisen, daß die erhaltenen Echoreflexionsimpulse von den Seitenventrikelwänden stammten.

Besonders leicht lassen sich Seitenventrikel-Echogramme bei Säuglingen und Kleinkindern ableiten (*Schiefer* v. *Kazner* (1967), *Sjögren* (1968), *Pia* u. *Geletneky* (1968), *Umbach* u. *Kley* (1965)). *Ambrose* (1964) errechnete aus der Lage der Seitenventrikel eigens einen Index, vergleichbar dem von *Schiersmann* (1952) angegebenen.[1] Mit Reflexionen aus dem Temporalhornbereich befaßten sich vor allem *Schiefer, Kazner* und *Kunze* (1965). Aus der Position des Temporalhorn-

---

[1] Größte Breite beider Seitenventrikel (SV): größte Schädelbreite (Sch).

außenwand-Echos errechneten sie einen echoencephalographischen Hirnmantel-index (HMI), auf den weiter unten noch eingegangen werden wird. Über Seiten-ventrikelmessungen berichten weiterhin *Ford* u. *McRae* (1966), *Uematsu* (1966) und *Ford* (1968).

In fronto-occipitaler Beschallungsrichtung erhielten *Geletneky* u. *Kazner* (1968), *Sjögren* (1968) sowie *Ito* (1968) Ultraschallreflexionen von den Vorderflächen des Ventrikeldreiecks. Neueren Untersuchungen von *Glötzner* (1970) zufolge kann man in etwa 90% der Fälle mit einem, von ihm so benannten „Zwischen-Echo" von der Vorderseite des Ventrikeldreiecks rechnen. Er fand bei seinen korre-lationsstatistischen Berechnungen eine signifikante Beziehung zwischen den Ab-ständen: Initialecho—Endecho und Initialecho—Zwischenecho. Aus dem Abstand Zwischenecho—Endecho kann man auf Ventrikelerweiterungen bzw. Ventrikel-verdrängungen schließen. Korrelationsstatistische Untersuchungen dieser Be-funde unter Einschluß entsprechender Meßergebnisse der Seitenventrikel, die in bitemporaler Beschallungsrichtung gewonnen wurden, fehlen. Das fronto-occipitale Echoencephalogramm dient weniger der direkten Weitenmessung des Ventrikelsystems sondern vielmehr der diagnostischen Klärung frontaler und occipitaler raumfordernder Prozesse, speziell bei pathologischen Hohlraumbil-dungen.

Aus dem kurzen Abriß über die Fortentwicklung der Echoencephalographie geht hervor, daß die Ultraschall-Diagnostik auf neuro-psychiatrischem Gebiet einen festen Platz errungen hat. Von den ersten Versuchen am freigelegten Gehirn wurde sie über den Nachweis intrakranieller Massenverschiebungen, der Regi-strierung von Ventrikel-Echos und von Echopulsationen bis hin zur Ultraschall-tomographie, auf die in diesem Rahmen nicht eingegangen werden soll, weiter entwickelt.

Durch die Möglichkeit, sichere Reflexionsimpulse vom Ventrikelsystem zu er-halten, gewinnt die Echoencephalographie hinsichtlich genauerer Ventrikelmaße immer mehr an Bedeutung gegenüber der Pneumencephalographie. Seit *Dandy* (1918) und *Bingel* (1921) die Methode der Luftfüllung der Hirnkammern in die neurologische Diagnostik einführten, ist die Pneumencephalographie zu einer Standarduntersuchung geworden, deren Wert selbst die Einführung der Carotis-Angiographie oder der Elektroencephalographie nicht zu mindern vermochten. Die noch recht junge Echoencephalographie hat es daher nicht leicht, sich im klinischen Alltag gegenüber der Pneumencephalographie durchzusetzen. Natür-lich kann die Echoencephalographie die Pneumencephalographie auch nicht ersetzen, da sie ja als eindimensionales Verfahren beispielsweise über eine be-sondere Verformung einzelner Abschnitte des Ventrikelsystems nur in seltenen Fällen eine Aussage machen kann. Darüber hinaus ist ihr Untersuchungsbereich wegen der hier nahezu gegebenen Planparallelität des Schädelknochens auf die bitemporale Beschallungsrichtung beschränkt. Dagegen wird aber die Aussage-kraft der Echoencephalographie bei symmetrischen Ventrikelerweiterungen, besonders des 3. Ventrikels, von Experten heute kaum noch angezweifelt. Hier liefert sie, wie wir noch zeigen werden, ebenso gute, wenn nicht bessere Ergeb-nisse wie die Pneumencephalographie, hängt doch die Qualität luftencephalo-graphischer Bilder von der jeweils geübten Untersuchungstechnik (Luft-Liquor-Anstausch, projektionsbedingte Verzeichnung) ab. Zudem fehlen der Pneumencephalographie bis heute zuverlässige Maßstäbe einer „normalen" Ventrikelgröße, wie das die voneinander differierenden Indices über die Ventrikelweiten in der Literatur unterstreichen. Hinsichtlich der Deutung symmetrischer, diffuser hirnatrophischer Bilder verschiedenster Genese herrschen besonders in der Beurteilung von Grenzfällen große Meinungsverschiedenheiten. So hat *Scheid* (1959) Encephalogramme durch verschiedene Kliniken beurteilen lassen, und kam zu dem Ergebnis, daß nur etwa ein Drittel aller Beurteilungen übereinstimmten. Diese differenten Auffassungen haben ihre Ursache darin, daß es bis heute begreiflicherweise nicht gelungen ist, die alte Bonnhoefersche Forderung, 100 völlig hirngesunde Probanden zu pneumencephalographieren, zu erfüllen. Es ist *Lauber's* (1965) großes Verdienst, erstmals mit der pneumencephalographischen Meßtechnik den Versuch, Normwerte zu ermitteln, gemacht zu haben. Leider standen auch ihm keine von psychiatrischen und neurologischen Erkrankungen freien Probanden zur Verfügung. Mit seinen Untersuchungen werden wir uns noch in einem späteren Kapitel auseinandersetzen.

Aus diesen Betrachtungen ergeben sich zwangsläufig die Vorteile der Echoencephalographie gegenüber der Pneumencephalographie: der geringe technische, den Probanden nicht belastende Aufwand, die recht sichere, von Verzeichnungen und Unsicherheitsfaktoren des Luft-Liquor-Austausches freien Meßmethode gestattet uns, durch Messungen an gesunden Versuchspersonen zu den seit langer Zeit offenen Fragen nach der Normweite des Ventrikelsystems Stellung zu nehmen. Darüber hinaus erlaubt uns die Echoencephalographie, beispielsweise auch zur Klärung der Kontroverse zwischen *Lauber* und *Huber* auf dem Kongreß der DGPN[1] 1966 bezüglich der Größendifferenzen des 3. Ventrikels zwischen Schizophrenen und Gesunden beizutragen. Dabei und bei Untersuchungen an einem gemischten Krankengut ergeben sich zahlreiche interessante methodische Probleme, wie zum Beispiel die des Vergleichs echo- und pneumencephalographischer Ventrikeldarstellungen oder Fragen nach einem korrelativen Zusammenhang zwischen den Weiten verschiedener Ventrikelabschnitte. Ihnen wird sich unsere Untersuchung widmen und die vorliegenden Ergebnisse sollen die Methodik der klinisch-wissenschaftlichen Echoencephalographie bereichern.

---

[1] DGPN = Deutsche Gesellschaft für Psychiatrie und Nervenheilkunde.

II. Methodik

1. Aufbau und Arbeitsweise des Echoencephalographen

Unsere Untersuchungen wurden mit dem Siemens-Echoencephalographen, System Krautkrämer, Typ USM 1 durchgeführt (Abb. 1). Dieses modifizierte Gerät ähnelt den Ultraschall-Echogeräten, die in der Industrie bei der Werkstoffprüfung verwandt werden. Es umfaßt einen Frequenzbereich von 1—6 MHz.

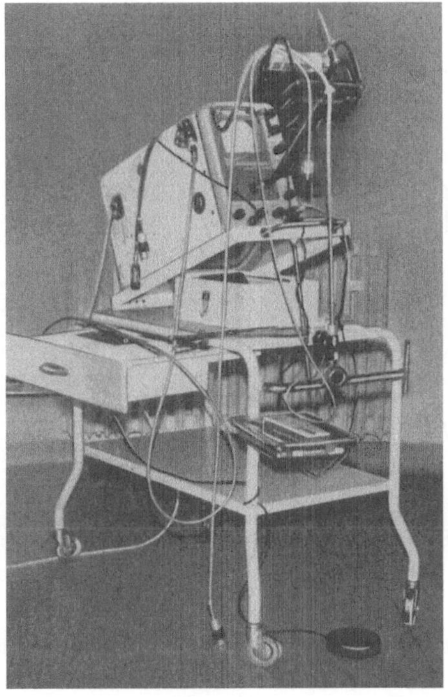

Abb. 1

Zur Erzeugung des Schallimpulses werden Prüfköpfe mit einem elektroakustischen Wandler, der elektrisch erregt wird, benutzt. Der Prüfkopf dient als Sender und Empfänger zugleich. Gemessen werden Intensität und Laufzeit des Ultraschallbündels vom Prüfkopf zu den reflektierenden Schichtgrenzen und zurück. Auf dem Bildschirm der Kathodenstrahlröhre erscheint das Meßergebnis in Form einer Kurve, deren Abszisse die Laufzeit und deren Ordinate die Echointensität ist. Die Zeitachse (Abszisse) ist in cm-Einheiten in der Bildmitte aufgetragen, so daß (sachgemäße Eichung des Gerätes vorausgesetzt (s. S. 7)) die Schichtgrenzentiefe unmittelbar am Bildschirm ablesbar ist.

Ein Blockschaltbild (Abb. 1a) mag die Arbeitsweise des Gerätes in groben
Zügen verdeutlichen. Für die Erzeugung des Schallimpulses enthält der Siemens-
Echoencephalograph zwei Generatoren: der Hochfrequenzgenerator (HF) ist
für die Erzeugung des Ultraschalls, der Niederfrequenzgenerator (NF) für die
Impulsfolgefrequenz verantwortlich. Der Hochfrequenzgenerator ist regelbar und
gibt seine Energie an den Prüfkopf an. Die niederfrequente Impulsfolgefrequenz des
Niederfrequenzgenerators steuert den Hochfrequenzimpuls. Die Impulsfolgefrequenz ist so eingestellt, daß die von einem Ultraschallimpuls an den Grenzflächen entstandenen Echos wieder völlig abgeklungen sind, ehe der nächste

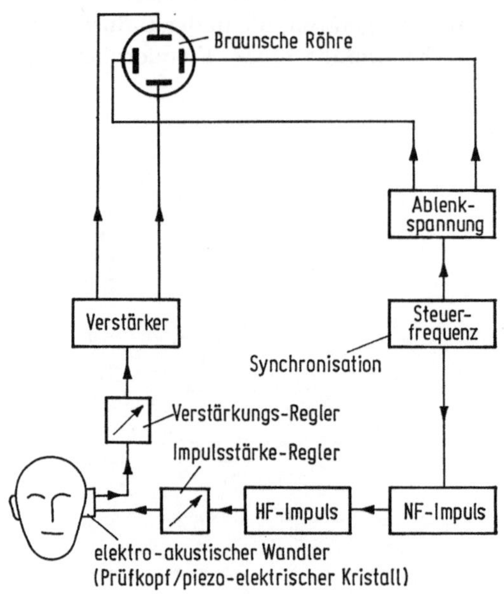

Abb. 1a. Blockschaltbild des Ultraschall-Impulsgerätes USM 1
(nach *Schiefer, Kazner* u. *Brückner*).[1]

Sendeimpuls ausgelöst wird. (Die Zeit zwischen zwei Impulsen beträgt bei einer
Impulsfolgefrequenz von beispielsweise 500 Hz 2 ms, das entspricht einer Lauf-
strecke im Gehirn von 2,8 m, also einer Untersuchungstiefe von 1,4 m (nach
Schiefer und *Kazner*)) (1967, S. 25). Der Niederfrequenzgenerator liefert auch die
elektrische Ablenkspannung für die waagerechte Ablenkung des Kathodenstrahles der Braunschen Röhre, die der Laufzeit entspricht. Die Grenzflächen-
Reflexionsimpulse werden im Prüfkopf von dem piezoelektrischen Kristall in
elektrische Schwingungen umgesetzt und regelbar verstärkt. Die verstärkten
Signale werden den senkrechten Ablenkplatten der Braunschen Röhre zugeleitet.
An die waagerechten Ablenkplatten kommt die vom Niederfrequenzgenerator
ausgelöste Ablenkspannung. Dadurch können die reflektierten Schallwellen ent-

---

[1] *Schiefer, Kazner* u. *Brückner:* Die Echoencephalographie, ihre Anwendungsweise und
klinische Ergebnisse, Fortschr. Neurol. Psychiat. **31**, 463 (1963).

sprechend ihrer Laufzeit und dem eingestellten Maßstab auf dem Bildschirm nacheinander dargestellt werden. So sind Echos gleicher Grenzflächen im Schädel immer an den gleichen Stellen des Bildschirms zu sehen. Die Entfernungen der Echos vom Nullpunkt der cm-Skala entsprechen den Distanzen zwischen reflektierender Grenzfläche und Prüfkopf.

Bei der Untersuchung des Schädels liefert nur der begrenzte Frequenzbereich von 1—6 MHz verwertbare Ergebnisse. Prüfköpfe werden mit Frequenzen von 1, 2, 4 und 6 MHz mit einem Durchmesser von 10, 15 und 24 mm geliefert. Wir selbst bevorzugen den 2 MHz-15-mm-Prüfkopf. Er gilt als Universal-Prüfkopf, da mit ihm nahezu alle echoencephalographischen Fragestellungen zu lösen sind (*Schiefer* und *Kazner*) (1967, S. 27). Er erzeugt ein paralleles Ultraschallbündel von 80 m Ausdehnung in Fortpflanzungsrichtung. Bei diesem Schallkopf überschreiten Nahfeld und Reflexionsbereich den Schädeldurchmesser, so daß über die Mittellinienstrukturen hinaus auch peripher liegende Grenzflächen (Temporalhorn) gut geortet werden können.

2. Untersuchungstechnik

a) Eichung des Gerätes

Dem Siemens-Echoencephalographen ist ein Phantom beigegeben, das einer Gewebsdicke von 2,5 cm entspricht. Die diesem Phantom zugrunde gelegte Schallgeschwindigkeit repräsentiert einen Mittelwert der Schallgeschwindigkeiten der verschiedenen bei der Echoencephalographie zu beschallenden Medien. Die Eichung erfolgt dann bei Beschallung des Phantoms in der Weise, daß das dabei entstehende 3. (von 3) Mehrfachechos durch Drehung des Maßstabreglers auf dem Skalenteil 10 cm eingestellt und fixiert wird. (Näheres siehe Betriebsanleitung.)

b) Lagerung

Unsere Untersuchungen nehmen wir mit wenigen Ausnahmen am liegenden Probanden vor. Der Kopf der Versuchsperson wird auf einem geeigneten Kissen, bei der Beschallung zur Seite gewendet, bequem, aber fest gelagert.

c) Bestimmung des Soll-Echos

Vor der Untersuchung kann man das theoretische Mittellinien-Echo (auch Soll-Echo genannt) mittels eines Beckenzirkels durch Halbierung des bitemporalen Schädeldurchmessers bestimmen um sich später bei der Bildauswertung der von *Feuerlein* und *Dilling* (1965) angegebenen Methode (Abb. 2) zu bedienen. Wir selbst bevorzugen die genauere Ermittlung des Sollechos im Durchschallungsverfahren (s. u.).

Bei der von *Feuerlein* und *Dilling* (1965) angegebenen Methode muß besonders darauf geachtet werden, daß der Beckenzirkel genau an den Meßpunkten angelegt wird, an denen später der Prüfkopf aufgesetzt werden soll. Durch die Rundung des Schädels im Temporalbereich ergeben sich bei den verschiedenen Ableitungspunkten Differenzen im bitemporalen Schädeldurchmesser bis zu 0,8 cm.

So lehrt auch die tägliche Erfahrung mit der Echoencephalographie, daß in zahlreichen Fällen die Bestimmung des Mittel-Echos sowohl mit Hilfe des von *Feuerlein* empfohlenen Soll-Echos als auch mit Hilfe der durch Schublehre oder Zirkel ermittelten geometrischen Schädelmitte problematisch ist. Von Fall zu Fall ergaben sich Abweichungen des Mittel-Echos von der geometrischen Mitte und vom errechneten Soll-Echo von 1 bis 3 mm.

Wenn sich auch im Einzelfall Abweichungen des Mittel-Echos von der geometrischen Mitte und vom Soll-Echo feststellen lassen, so können wir aufgrund

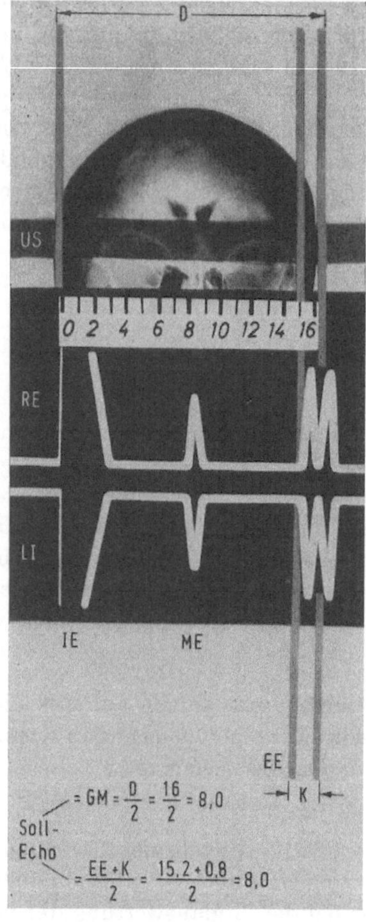

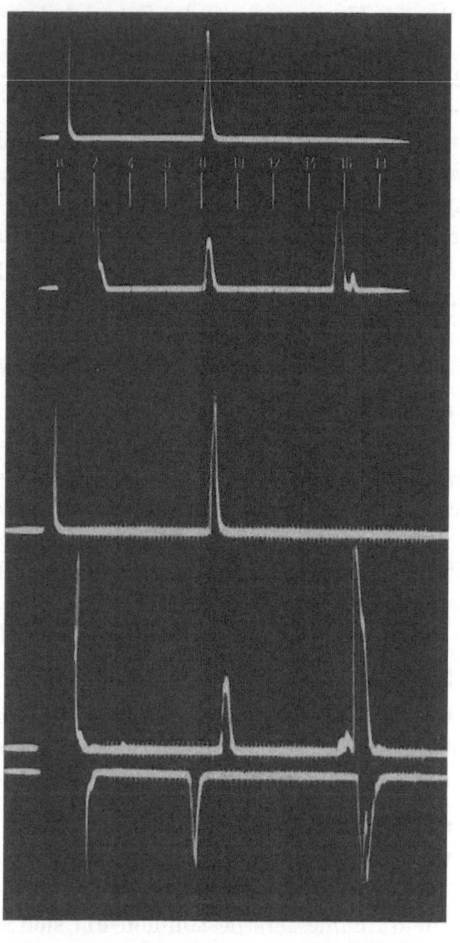

Abb. 2. Halbschematische Darstellung eines Echogramms.
IE = Initialecho, ME = Mittelecho, EE = Endecho, D = bitemporaler Schädeldurchmesser, K = an Leichen ermittelte durchschnittliche Kopfwanddicke von 0,8—0,9 cm (nach *Feuerlein* u. *Dilling*).[1]

Abb. 3. Ermitteln des Soll-Echos im Durchschallungsverfahren. Oben: Deckungsgleichheit von Soll- und Mittelecho im Normalfall. Unten: Fehlende Übereinstimmung von Soll- und Mittelecho bei rechtsseitigem raumforderndem Prozeß. (Tumor) Verlagerung des Mittelechos nach links.

---

[1] *Feuerlein* u. *Dilling*: Zur Bestimmung des Mittelechos in der Echoencephalographie Nervenarzt 36, 401—403, 1965). — Zwei Formeln zur Berechnung des Sollechos: GM = geometrische Schädelmitte (obere Formel). Untere Formel nach *Feuerlein* u. *Dilling*. US = Richtung des Ultraschallbündels an einer pneumencephalographischen Röntgenaufnahme.

eigener Untersuchungen sagen, daß die drei genannten Größen alle sehr hoch miteinander korrelieren[1]. Ihre Korrelationskoeffizienten erwiesen sich als hochsignifikant. In der täglichen Praxis wird man also zur Bestimmung des Soll-Echos mit der von *Feuerlein* und *Dilling* (1965) angegebenen Formel und mit der Ermittlung der geometrischen Schädelmitte auskommen. Die Problematik der Feuerleinschen Formel liegt u. E. lediglich in der konstant angenommenen Kopfwanddicke von 8 bzw. 9 mm.

Angesichts der erheblichen Schwankungen des individuellen bitemporalen Schädeldurchmessers empfiehlt es sich daher, das Soll-Echo mit Hilfe des Durchschallungsverfahrens (*Lithander* (1960, b), *Jeppson* (1961)) zu bestimmen, worauf kürzlich *Friedel* (1968) sowie *Becker*, *Kirbach* und *Günter* (1969) nachdrücklich hingewiesen haben. Beim Durchschallungsverfahren (Abb. 3) wird mit zwei Prüfköpfen, die an korrespondierenden Stellen bitemporal angelegt werden, gearbeitet, von denen einer als Sender, der andere als Empfänger fungiert. Die Meßstrecke zwischen Sender und Empfänger entspricht dem bitemporalen Schädeldurchmesser. Da die Meßskala für das Reflexionsverfahren geeicht ist, wird die angezeigte Strecke nur die Hälfte des vorher gemessenen bitemporalen Schädeldurchmessers betragen, denn der Ultraschall legt im Durchschallungsverfahren nur einen einfachen Weg — von Prüfkopf zu Prüfkopf — zurück und nicht wie beim Reflexionsverfahren zweimal: — Prüfkopf — gegenüberliegende Schädelwand — Prüfkopf. Der angezeigte Meßwert gibt also den halbierten Schädeldurchmesser — die geometrische Mitte — an. *Friedel* (1968) empfiehlt die Durchschallungsmethode sogar zur individuellen Eichung des Gerätes, da seinen Erfahrungen zur Folge nur dann sichere Maßangaben bezüglich der erhaltenen Echoimpulse zu erwarten seien.

d) Kopplungsmittel

Voraussetzung für eine saubere Darstellung der Reflexionsimpulse aus dem Schädelinnern ist eine luftfreie Verbindung zwischen Prüfkopf und Schädelweichteilen. Bleibt ein Luftmantel bestehen, wird zuviel Ultraschall-Energie absorbiert. Als ideales Kopplungsmittel hat sich bei uns Kaloderma Gelee-Creme bewährt.

e) Beschallungsrichtung

Nach diesen Vorbereitungen legen wir den Prüfkopf zunächst rechts-temporal, dann links-temporal an bestimmten Meßpunkten (Abb. 4) an. Von den topographischen Beziehungen im bitemporalen Schädelhirnbereich ausgehend, haben wir dieses Gebiet in 1397 Fällen systematisch beschallt und dabei die Erfahrung gemacht, daß sich an bestimmten Meßpunkten auch immer wieder Echoreflexionen reproduzieren lassen, die bestimmten Hirnstrukturen zuzuordnen sind. In Anlehnung an das Krönleinsche Schema (1898) verwenden wir in Abb. 4 zur Orientierung folgende Linien: A) deutsche Horizontale und B) die obere Horizontale und errichten auf dem meatus acusticus externus eine Senkrechte zu

---

[1] GM/ME $r = .88$ $p < 0,01$
　GM/SE $r = .81$ $p < 0,01$
　SE/ME $r = .88$ $p < 0,01$
　$N = 122$

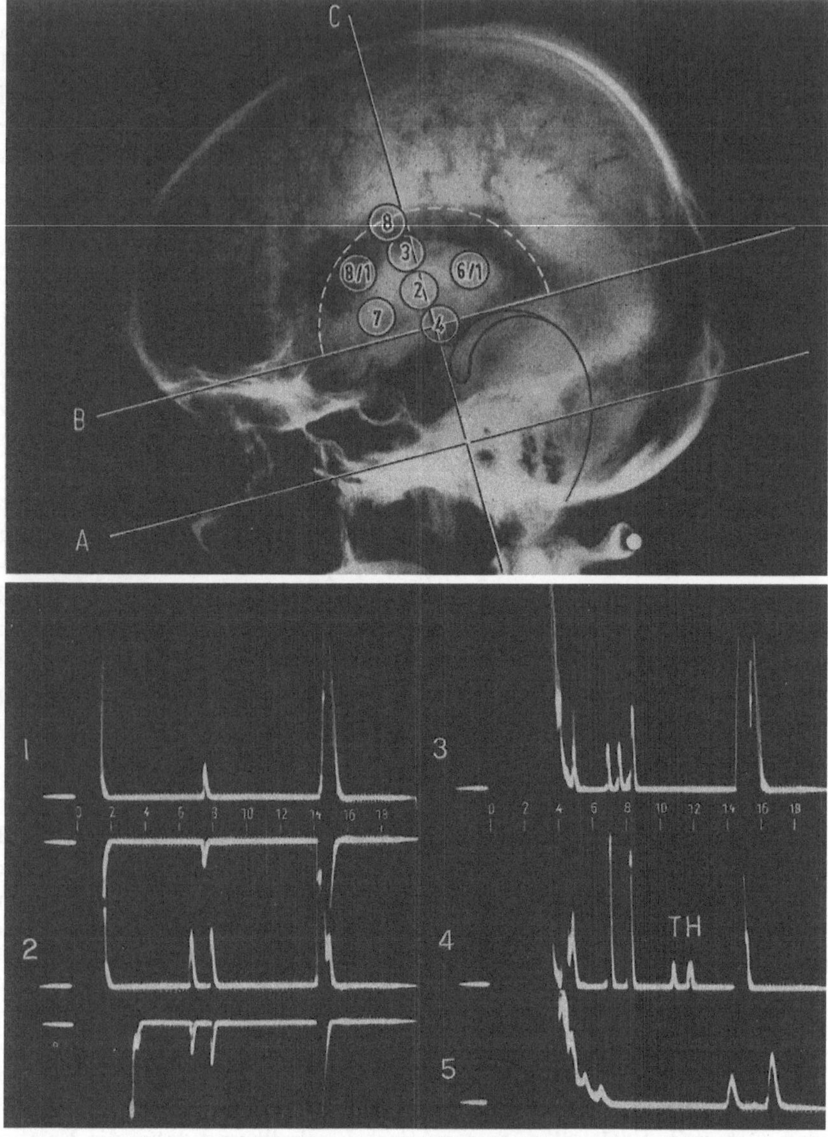

Abb. 4. Oben: Echoencephalographische Meßpunkte für die bitemporale Beschallung. In Anlehnung an das Krönleinsche Schema sind folgende Linien zur Orientierung eingezeichnet:
A: „deutsche Horizontale" (unt. Orbitalrand — ob. Umrandung d. meat. acustic. ext.).
B: obere Horizontale (parallel zu A vom ob. Orbitalrand)
C: Senkrechte zu A und B auf d. meat. acustic. ext. errichtet. Die eingezeichneten Meßpunkte befinden sich innerhalb eines Radius von etwa 4 cm um den Schnittpunkt der Linien B und C.
Unten: An einigen Meßpunkten aufgenommene Echogramme: 1: Mittelecho (ME), 2: 3. Ventrikel, 3: Mittelkomplex (3. V. u. Sept. pellucid.), 4: Temporalhorn und 3. Ventrikel. 5: wie 2. nur mit „gespreiztem Kathodenstrahl". (Prüfbereich 9 cm).
Weitere Meßpunkte (echoencephalogr. nicht abgebildet): 6: Meßpunkt f. d. Zirbeldrüse, 7: Meßpkt. f. d. Rec. optic., 8: Meßpkt. f. d. Seitenventrikel i. Cella-media-Bereich (s. a. Abb. 13).

beiden. Die in Abb. 4 eingezeichneten Meßpunkte für das Mittelecho (ME; Falx cerebri bzw. Interhemisphärenspalt), für einen Mittelkomplex (MK; 3. Ventrikel mit Septum pellucidum — oder auch beide isoliert), für die Zirbeldrüse bzw. den Recessus suprapinealis des 3. Ventrikels, für den mittleren Bereich der 3. Hirnkammer sowie Temporalhörner, Recessus opticus und Seitenventrikel befinden sich innerhalb eines Radius von 3—4 cm um den Schnittpunkt der oberen Horizontalen und der genannten Senkrechten.

f) Gerätebedienung

Die Amplitudenhöhe der auf dem Bildschirm erscheinenden Reflexionsimpulse wird durch Betätigen von Verstärkerregler und Impulsverstärkerregler unter Zuhilfenahme des Tiefenausgleichreglers so eingestellt, daß die Echozacken exakt zu differenzieren sind, d. h. daß sie „sauber stehen". Störechos werden mit dem Schwellwertregler ausgeblendet (cut the grass).

g) Photographie und Befundung

Zur photographischen Dokumentation der sich auf dem Bildschirm darstellenden Echo-Kurven benutzen wir die Robot-Star-Kamera II. Wir halten die von links und rechts gewonnenen Echogramme getrennt auf nacheinander folgenden Bildern fest, nachdem die von links erhaltene Kurve mittels Fußschalter nach unten gekippt wurde. Je Proband fertigen wir im Durchschnitt 20—25 Aufnahmen (Vergrößerungen 9×9 cm) an. Zunächst wird jeweils die Lage des Mittel-Echos photographisch fixiert, sodann werden die Reflexionsimpulse der 3. Hirnkammer, der Temporalhörner und schließlich der Seitenventrikel registriert. Die Untersuchung wird unter geringfügigem Verschieben und Abwinkeln des Schallkopfes im Bereich der beschriebenen Ableitepunkte solange fortgesetzt, bis man hinlänglich sicher ist, den größten und den kleinsten Querdurchmesser der 3. Hirnkammer, sowie die größte Breite der Seitenventrikel und der Temporalhörner ermittelt zu haben. Es werden nur die Aufnahmen ausgewertet, auf denen die Echozacken der Ventrikelwände gleiche Abstände vom Mittel-Echo aufweisen. Gemessen wird auf den Photographien mit dem Stechzirkel an den linken Fußpunkten der Reflexionsimpulse. Die Dauer der Untersuchung schwankt zwischen 5 und 20 Minuten, je nachdem ob nur die Bestimmung des Mittel-Echos oder darüber hinaus auch die Messung des Ventrikelsystems erfolgt. Die hervorragende Technik der Robot-Kamera kommt unseren Wünschen, während einer Untersuchung möglichst viel und genau zu messen, entgegen. Sie fertigt 60 Bilder pro Film an (Agfa, 17 DIN, Pat 36). Etwa 25 Aufnahmen können ohne Pause hintereinander geschossen werden — eine Anzahl, die im allgemeinen für die Untersuchung eines Probanden ausreicht. Wir ziehen diese Art der Bilddokumentation der Polaroid-Photographie vor, da unser Verfahren erstens wesentlich billiger ist, zumal wir Echo-Befundbögen mit Bildern anfertigen (wobei einer zum Krankenblatt, der andere ins Echo-Archiv gegeben wird (siehe Abb. 5) und zweitens weil die bei der Polaroid-Photographie lästige Expositionszeit von 10 Sekunden wegfällt und wir daher ungehindert dann belichten können, wenn gerade wichtige und interessante Echozacken auf dem Bildschirm sichtbar werden, zu deren Reproduktion erst wieder geraume Zeit vergeht. Dies erscheint uns von besonderer Bedeutung bei der Ermittlung der verschiedenen Breitenmaße des 3. Ventrikels (siehe weiter unten). Da unsere Photographie eine Doppelbelichtung des Filmmaterials, wie das bei der Polaroïd-Technik (Polascope-Film Typ 410) der Fall ist (*Schiefer* u. *Kazner* (1967), *Pia* u. *Geletneky* (1968)) ausschließt, sind wir auch nicht genötigt, bei jeder Belichtung die Seite zu wechseln, wie das im Polaroid-Verfahren unumgänglich ist, will man auf einem Bild z. B. das Mittel-Echo von links und von rechts gemeinsam dargestellt haben. Unsere Methode erlaubt eine unbehinderte gründliche Befunddokumentation erst von einer Schädelseite aus durchzuführen, um später, nach Umkippen des Kathodenstrahls, den Untersuchungsgang von der anderen Seite zu wiederholen. Die Bilder von rechts weisen sich dann durch „positive", die von links erhaltenen durch „negative" Auslenkungen des Kathodenstrahls aus. Bei der Befunddokumentation werden dann die Bilder in der Mitte auseinandergeschnitten und die Rechts- und Linkskurven untereinander gelegt und aufgeklebt. Unser Verfahren hat lediglich den Nachteil, daß die Anfertigung der Bilder (Entwickeln und Vergrößern) wesentlich länger dauert als das bei der Polaroid-Photographie der Fall ist. Für die nicht so dringliche Befundausgabe bei Ventrikelerweiterungen (hirnatrophische Prozesse usw.) nehmen wir diesen Nachteil gerne in Kauf, liefern wir doch dafür für Krankenblatt und Archiv wesentlich mehr Bild-

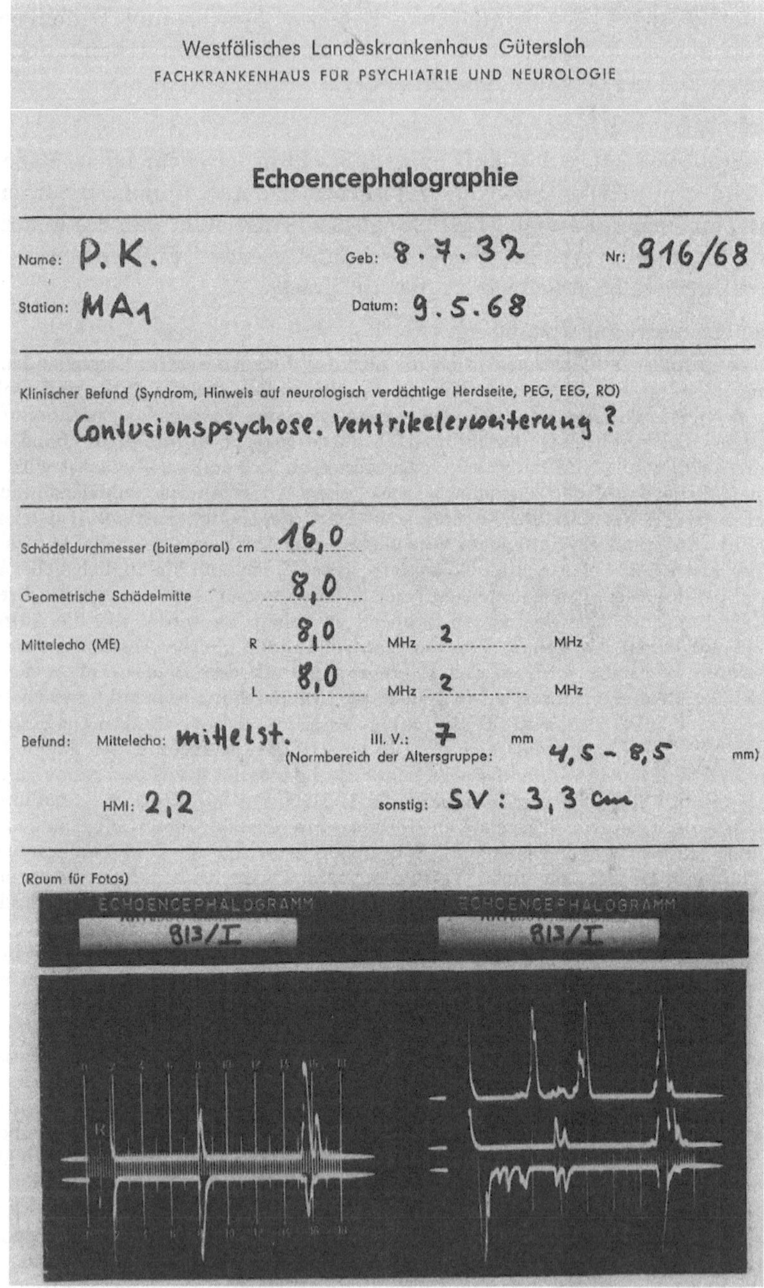

Abb. 5. Beispiel für Befunddokumentation.

material und somit mehr Meßwerte, was für spätere wissenschaftliche Untersuchungen sehr wertvoll ist. Die bisher durchgeführten Untersuchungen an 1397 Probanden (Stand 1970) ergaben 27940 Bilder (Vergrößerungen 9×9 cm, 465 Filme, PAT 36 a 60 Aufnahmen), die für wissenschaftliche Untersuchungen besonders zur Frage der Ventrikelmessung ausgewertet wurden. Etwa 20 bis 30% der Fotos wurden für die Befunddokumentation in den Krankenblättern verwandt, der Rest ist zusammen mit dem Filmmaterial archiviert und späteren Auswertungen jederzeit wieder zugänglich. Mittelecho-Verlagerungen bei akuten raumfordernden Prozessen oder Hämatomechogramme wurden schriftlich unter Nachreichen des Bildmaterials sofort dem jeweiligen Stationsarzt mitgeteilt.

h) Untersuchungsgut

Nachdem der Autor sich an der Universitäts-Nervenklinik und der Neurochirurgischen Klinik der Universität Köln[1] mit der echoencephalographischen Methode vertraut gemacht hatte, wurden in den Jahren 1966 bis Mitte 1970 1937 Frauen und Männer des Westfälischen Landeskrankenhauses Gütersloh (Alter: 17 bis 85 Jahre) echoventrikulographiert. Die Aufteilung des Krankengutes in verschiedene Diagnosegruppen mit den zugehörenden echoencephalographischen Daten wird aus der Tabelle in Abb. 46 ersichtlich. Das Untersuchungsgut schließt 144 gesunde Männer aus dem Kreis der Pfleger, Angestellten und Ärzte des Krankenhauses, die sich zur Ermittlung von Ventrikelnormweiten (3. Ventrikel) bereitfanden, mit ein. Ihnen wurden 173 chronisch Schizophrene im Rahmen einer gesonderten Studie über die Weite des 3. Ventrikels gegenübergestellt. (*G. Güttler:* „Echoencephalographische Untersuchungen der 3. Hirnkammer bei Gesunden und Schizophrenen eines Landeskrankenhauses — statistische Untersuchungen an 1967 von *H. Krüger* gefertigten Echogrammen." Inaug. Diss. Univ. Münster, 1970.)

Nähere Ausführungen über die klinische Anwendbarkeit der Echoventrikulographie an Hand einer Analyse der Untersuchungsergebnisse bei verschiedenen Diagnosegruppen (s. Abb. 46) und die Resultate der statistischen Analyse echoventrikulographischer Meßwerte bei Gesunden und Schizophrenen enthält Kapitel VII, S. 64.

---

[1] Herrn Prof. *Scheid*, Herrn Prof. *Tönnis* und Herrn *Dr. Thun* möchte ich an dieser Stelle für Ihre hilfreiche Unterstützung vielmals danken.

III. Die Echoencephalographie des Hirnkammersystems (Echoventrikulographie)

1. Das Echoventrikulogramm (EVG)

Die Darstellung der Hirnkammern findet unter Berücksichtigung anatomischer, physikalischer und technischer Voraussetzungen optimale Bedingungen lediglich im Temporalbereich des Schädels. Der bitemporal den Schädel durchlaufende Ultraschall trifft hier Grenzflächen zwischen Hirngewebe und Liquor, die einigermaßen senkrecht zum Ultraschallbündel stehen. Dies ist eine wichtige Voraussetzung, da im Prüfkopf Sender und Empfänger zusammengefaßt sind und nur der direkt zum Schallkopf zurückgeworfene Ultraschall empfangen werden kann. Da die Oberflächen am Schädel und Gehirn und die Grenzflächen Hirngewebe—Liquor von Fall zu Fall stärkere Unregelmäßigkeiten aufweisen, ist nur dann mit einem verwertbaren Echogramm zu rechnen, wenn wenigstens einige Teile der beschallten Strukturen senkrecht zur Beschallungsrichtung

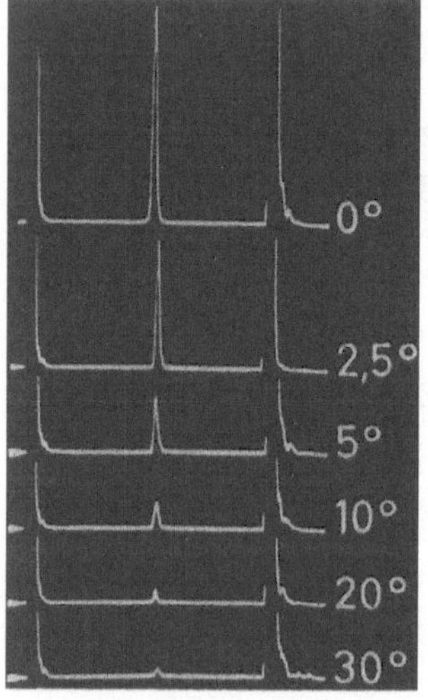

Abb. 6. Untersuchung von Dura im Wasserbad unter verschiedenen Einfallswinkeln des Ultraschallstrahlenbündels; rasche Abnahme der Echo-Amplitude bei Abweichung von der Senkrechten (nach *Schiefer, Kazner u. Kunze*).[1]

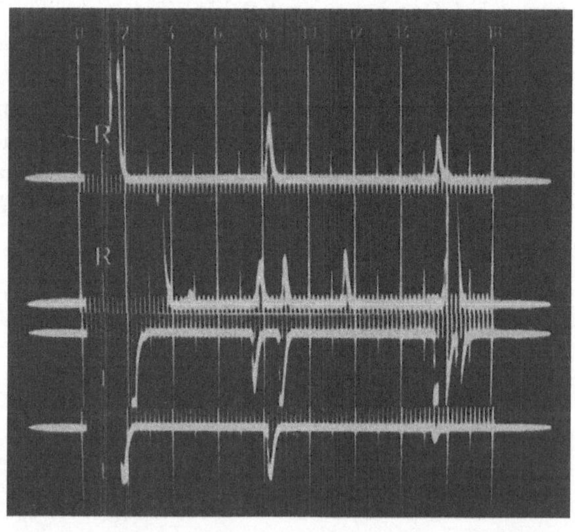

Abb. 7. Oberste und unterste Zeile Mittelecho (ME) von RE bzw. LI. Mittlere Zeilen mit Echoreflexionsimpulsen von den seitlichen Wänden des 3. Ventrikels.

---

[1] *Schiefer, Kazner* u. *Kunze:* Möglichkeiten u. Grenzen der Echoencephalographie beim Schädelhirntrauma. Deutsch. Ärzteblatt **63**, 2650 (1966).

stehen. In welchem Maße die Echo-Amplitude bei Vergrößerung des Einfalls-
winkels abnehmen kann, verdeutlicht Abb. 6. Im Prinzip sind damit bereits die
Möglichkeiten und Grenzen der eindimensionalen Echoventrikulographie aufgezeigt.

2. Dritter Ventrikel

Bei der Darstellung der Mittellinienstrukturen kommt nach *Gordon* (1959)
neben dem Septum pellucidum den seitlichen Wänden der 3. Hirnkammer größte
Bedeutung zu (Abb. 7). Das ferner von *Lithander* (1961), *Jefferson* (1959, 1962),

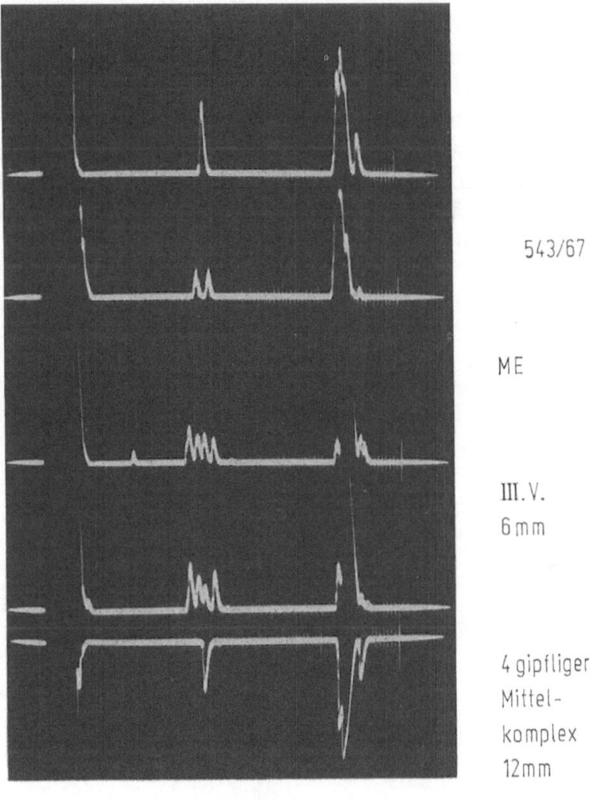

Abb. 8.

de Vlieger und *Ridder* (1959), u. a. beschriebene charakteristische Doppelecho
in der Mitte des Echogramms wurde später auch an gesunden Versuchspersonen
nachgewiesen (*Schiefer* und *Kazner* und *Brückner* (1963), *Feuerlein* und *Dilling*
(1965), *Huber* und *Patiri* (1967), *Huber, Betz* und *Kleinöder* (1968), *Krüger, Zumpe*
und *Veltin* (1967, a)). Oft ist zwischen den beiden Reflexionen der 3. Hirnkammer
noch eine Echozacke erkennbar, die nicht selten die Ventrikelwand-Echos über-
ragt und die bei entsprechend hohem Ansatzpunkt des Prüfkopfes vom Septum
pellucidum stammen dürfte. (Abb. 4(3), 9(3b, 4b)). Es gelingt darüber hinaus,
anstatt eines solchen dreigipfligen Mittelkomplexes einen viergipfligen Mittelkomplex darzustellen (Abb. 8). Über die Herkunft dieses viergipfligen Mittel-

komplexes ist man sich noch nicht im klaren. *Grossmann* (1966) geht von der Flaschenform des Querschnitts der 3. Hirnkammer aus und ist der Ansicht, Flaschenhals und Flaschenbauch würden je zwei Echozacken ergeben. *Feuerlein* und *Dilling* (1965) beispielsweise messen die ganze Breite eines viergipfligen Mittelkomplexes als 3. Ventrikel aus. *Schiefer* und *Kazner* (1967) deuten die lateralen Reflexionsimpulse des viergipfligen Mittelkomplexes als von den Ventrikelwänden kommend, die mittlere als vom Septum pellucidum herrührend, wobei sie die mittlere Reflexion viel dichter beieinander finden, oft nur als eine Zacke mit kleinem Doppelgipfel. Beim Ausmessen des mittleren Reflexionspaares des viergipfligen Mittelkomplexes finden wir schon oft Distanzen von 4—6 mm. Die gesamte Breite des Mittelkomplexes beträgt dann meist 8—12 mm. Solche Distanzen haben wir auch bei Gesunden und Patienten ohne pneumencephalographisch nachweisbare Ventrikelerweiterungen gefunden, weshalb wir davon Abstand genommen haben, solche viergipfligen Mittelkomplexe für unsere wissenschaftlichen Untersuchungen zu verwerten. Über die Möglichkeit des Zustandekommens viergipfliger Mittelkomplexe gibt die Zusammenschau der Reflexionen von den Mittelstrukturen in Abb. 9 Aufschluß. In diesem Zusammenhang möchten wir es nicht unterlassen, auf einige typische Fehlerquellen bei der Messung des 3. Ven-

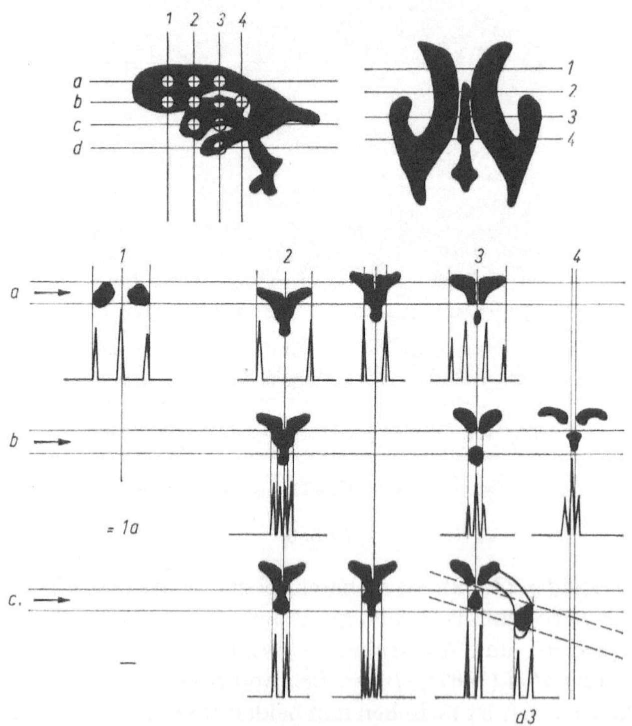

Abb. 9. Synopsis der möglichen Echoreflexionsimpulse bei temporaler Beschallung des Ventrikelsystems.
a: hohe, b: mittlere, c, d: tiefe temporale Beschallung.
1: vordere, 2: vordere temporale, 3: mittlere temporale (frontale)
4: hintere temporale Beschallung. Die Kombinationen ergeben sich aus 1a, 1b usw. Erläuterungen s. Text.

trikels hinzuweisen. Eine Hauptfehlerquelle bei der Messung der 3. Hirnkammer besteht darin, daß nur das Mittel-Echo und eine Wand des 3. Ventrikels sich darstellt (Abb. 10). Verwertet man irrtümlicherweise solch eine Aufnahme, dann mißt man in Wirklichkeit nur den halben Querdurchmesser dieser Hirnkammer. Eine andere Fehlermöglichkeit ergibt sich sehr leicht dann, wenn man einen Mittelkomplex als 3. Ventrikel ausmißt, dessen beide lateralen Reflexionsimpulse nicht von den Wänden der 3. Hirnkammer, sondern von den unteren lateralen Wänden der Seitenventrikel stammen (Abb. 11). Die Distanz dieser beiden Echos

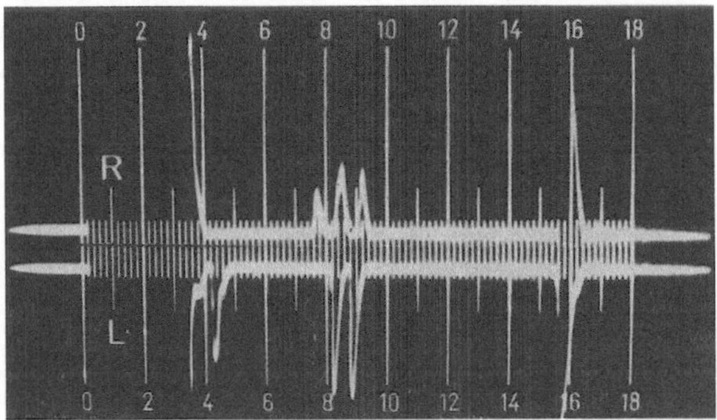

Abb. 10. Echo-Nr. 269/67. Typische Fehlerquelle bei der Ausmessung des 3. Ventrikels am Mittelkomplex: Oben (R): Vollständiger Mittelkomplex. Unten (L): Dargestellt sind nur das Mittelecho und die periphere Wand des 3. Ventrikels. Mißt man die Entfernung dieser beiden Echozacken voneinander aus, so ermittelt man nur den halben Querdurchmesser des 3. Ventrikels (nach *H. Krüger* et al.).[1]

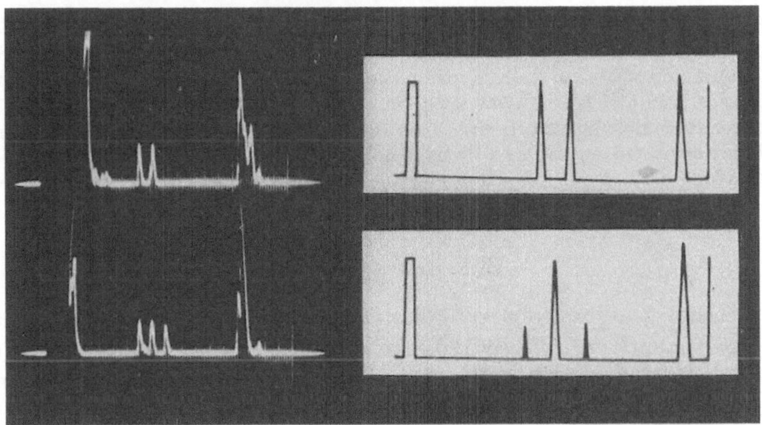

Abb. 11. Fehlerquelle bei der Ausmessung des 3. Ventrikels am Mittelkomplex. Oben li.: 3. Ventrikel = 8 mm. Unten li.: Mittelecho und Echo von den lateralen Wänden der Seitenventrikel, Distanz: 20 mm (43jähr. Pat.). Rechte Bildhälfte (Montage) nach *G. Fischer* et al.: L'écho-encéphalographie. Neurochirurgia 10, 45, 1967: re. oben = „Echo median double, re. unten = „Echo median avec deux échos paramedians pulsatiles distincts de l'onde mediane" (nach *H. Krüger* et al.).[2]

---

[1] *H. Krüger* et al.: Fortschr. Neurol. Psychiat. **36**, 689 (1968).
[2] *H. Krüger* et al.: Fortschr. Neurol. Psychiat. **36**, 690 (1968).

beträgt je nach Ventrikelweite 15—30 mm. Das kann zu differentialdiagnostischen Schwierigkeiten führen, wenn entschieden werden muß, ob bei einer solchen Distanz der Echoimpulse eine Erweiterung der 3. Hirnkammer anzunehmen ist oder ob es sich um Echoimpulse von den Seitenventrikeln handelt (s. weiter unten). Hier hilft meist die Bestimmung der übrigen Querdurchmesser bzw. die Ermittlung des Echo-min.-Wertes (s. weiter u.). Letzterer korrelliert, wie wir noch zeigen werden, hoch mit dem Echo-Maximal-Wert des 3. Ventrikels. Eine dritte Fehlermöglichkeit ergibt sich dann, wenn ein Mittelkomplex dargestellt wird, dessen mittlerer Reflexionsimpuls nur scheinbar dem Mittelecho entspricht (Abb. 12). Liegen genügend Photos zum Vergleich vor, dann fällt es nicht schwer, einen von der theoretischen Mittellinie abweichenden Mittelkomplex als falsch zu identifizieren.

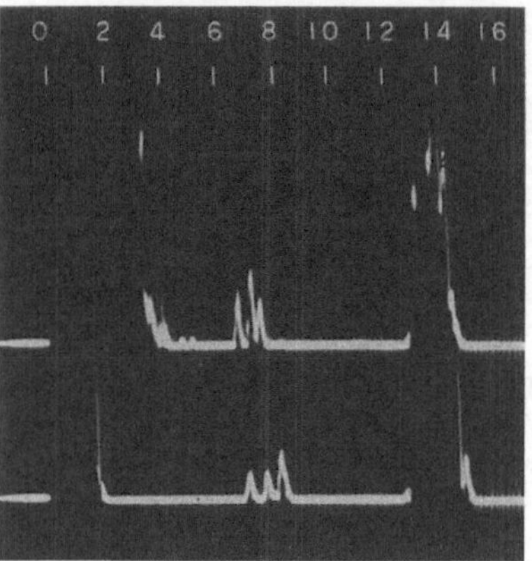

Abb. 12. Fehlmessung des 3. Ventrikels am Mittelkomplex bei Fehlbeurteilung der Lage des Mittelechos (ME). Oben: ME (mittl. Reflexionsimpuls) entspricht dem errechneten Sollecho (7,2 cm) Distanz der lateralen Reflexionsimpulse (3. V.) = 8 mm. Beide Ventrikelwandechos flankieren das ME in gleichen Abständen (4 mm). Unten: Linker Reflexionsimpuls: Mittelecho. Mittlerer Reflexionsimpuls: peripher zum Schallkopf gelegene Wand des 3. Ventrikels. Rechter Reflexionsimpuls: periphere Wand basaler Anteile des Seitenventrikels? Bei fälschlicher Auswertung des unteren Bildanteils ergäbe sich für die Weite des 3. Ventrikels ein Maß von 12 mm (nach *H. Krüger* et al.).[1]

3. Seitenventrikel

Eine Methode zur Identifizierung der Seitenventrikel-Echos gaben *ter Braak, Crezee, Grandia* und *de Vlieger* 1961 an. Sie leiteten während einer Pneumencephalographie Echogramme ab und bemerkten, daß die luftgefüllten Ventrikel wesentlich höhere Echo-Amplituden erzeugten. Tage darauf, nach Luftresorption angefertigte Echogramme zeigten dann an den gleichen Stellen deutliche Auslenkungen des Kathodenstrahls auf dem Bildschirm. Nach *Schiefer* und *Kazner* (1967) liegen Echos aus dem Cella media-Bereich etwa 1,0—1,5 cm neben dem Mittel-Echo, d. h. die gemessene Breite der Seitenventrikel beträgt im allgemeinen 2—3 cm. Pneumencephalographischen Untersuchungen *Laubers* zufolge nimmt die mittlere Seitenventrikelbreite von seiner „Normal"-Gruppe der männlichen

---

[1] *H. Krüger* et al.: Fortschr. Neurol. Psychiat. **36**, 690 (1968).

15- bis 24jährigen bis hin zur Gruppe der 55- bis 74jährigen von 3,46 cm auf
4,04 cm zu. Rechnet man eine projektionsbedingte Verzeichnung der Röntgenbilder von 30% (s. u.) ab, dann steigen die genannten Werte dieser Probandengruppen von 2,67 auf 3,12 cm an. Die Lauberschen Untersuchungen (1965) bestätigen also im wesentlichen die bisher vorliegenden echoencephalographischen
Ergebnisse von Seitenventrikel-Messungen.

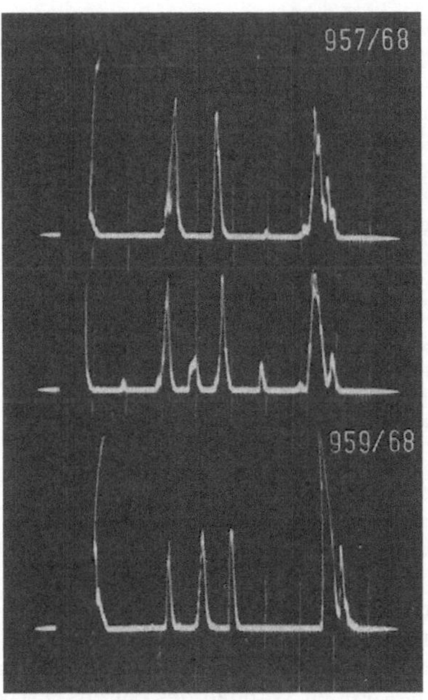

Abb. 13. Echoencephalographie der Seitenventrikel (SV).
Verschiedene Distanzen der Reflexionsimpulspaare: oben: 25 mm, Mitte: 30 mm,
unten: 40 mm.

Nach *Schiefer* und *Kazner* (1967) sowie *Sjögren* (1968) beschränkt sich die
Registrierbarkeit von Seitenventrikel-Echos auf Kinder und Erwachsene mit
relativ dünnen Schädelknochen. Die an den Seitenventrikelwänden reflektierten
Ultraschallenergiemengen bei Vorliegen einer dicken Temporalschuppe seien zu
gering und gingen durch Absorption im Knochen unter. Dies gelte jedoch nicht
für Untersuchungen bei Probanden mit Erweiterung des Ventrikelsystems. Durch
Vergrößerung der reflektierenden Oberflächen ergäben sich hier wesentlich günsti-
gere Reflexionsbedingungen. Seitdem wir routinemäßig bemüht sind, die Seitenventrikelbreite zu bestimmen, haben wir die Erfahrung gemacht, daß es, Übung
und Geduld vorausgesetzt, durchaus gelingt, auch bei Erwachsenen ohne massiven
Hydrocephalus internus Echos von den Seitenventrikeln zu erhalten (Abb. 13).
Je nach Lage des Prüfkopfes werden die oberen oder die unteren Anteile der
Seitenventrikel beschallt. Demnach werden auch die zu erwartenden Distanzen
der Echo-Reflexionsimpulse von den lateralen Wänden des Seitenventrikels unterschiedlich sein (Abb. 13 u. 38). Seitenventrikel-Echos von oberen, balkennahen
Bereichen zu erhalten, ist dort wegen der Rundung der lateralen Grenzflächen

2*

schwieriger als Echos von den unteren, mehr parallelwandigen Anteilen zu empfangen. Hieraus ergibt sich zwangsläufig die Fehlermöglichkeit, unter Umständen
nicht maximale Seitenventrikelweiten angeben zu können. Eine weitere Fehlerquelle ist gegeben, wenn die Temporalhorninnen- bzw. -außenwände anstatt der
lateralen Seitenventrikelwände geortet werden (Abb. 14). Üblicherweise gibt

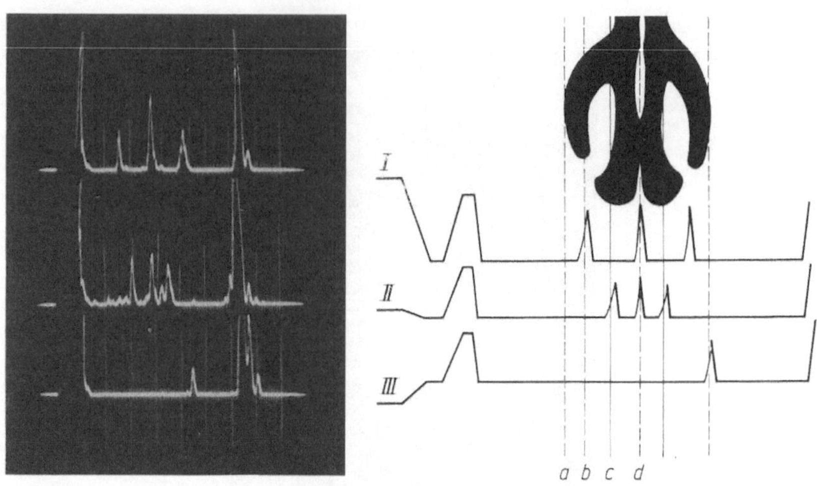

Abb. 14. Fehlermöglichkeiten bei echoencephalographischer Breitenmessung der Seitenventrikel.
(a = Temporalhornaußenwand, b = Temporalhorninnenwand, c = laterale Wand des Seitenventrikels, d = Septum pellucidum (Ventrikelsystem, Aufsicht))
I = ME und Echos von den Temporalhirninnenwänden (Distanz: 50 mm)
II = ME und Echos von den lateralen Wänden des Seitenventrikels (Distanz: 30 mm)
III = Temporalhornaußenwandecho. (Distanz zum Endecho: 34 mm, Hirnmantelindex: 1,9)

hier jedoch schon die große Distanz von 45—55 mm zu Zweifeln Anlaß. In solchen
Fällen müssen dann die ermittelten Werte der 3. Hirnkammer und die Errechnung des Hirnmantelindex (s. u.) zur Aufklärung des Befundes herangezogen
werden. Da die drei Größen: 3. Ventrikel, Hirnmantelindex und Seitenventrikel
miteinander gut korrelieren, wie wir noch zeigen werden, gelingt es in den meisten
Fällen, die Fehlerquellen aufzudecken.

4. Temporalhörner

Nach *Schiefer* und *Kazner* (1967) pflegen Reflexionen aus den Temporalhorn-
abschnitten dann aufzutreten, wenn man den Prüfkopf etwa 1 QF über dem Ohr-
ansatz anlegt und das Schallwellenbündel etwas nach unten und hinten neigt
(Abb. 9 (d 3) u. Abb. 15). Temporalhorn-Echos erhält man normalerweise auf der
halben Strecke zwischen Mittel-Echo und End-Echo. Man unterscheidet zwischen
einem Temporalhorninnen- und einem Temporalhornaußenwand-Echo. Aus der
Position des Temporalhornaußenwand-Echos haben *Schiefer*, *Kazner* und *Kunze*
(1965) einen echoencephalographischen Hirnmantelindex (HMI) berechnet, der
sich aus der Beziehung zwischen Mittel-Echo und End-Echo einerseits sowie

Temporalhorn-Echo und End-Echo andererseits ergibt (Abb. 16). Den Hirnmantelindex berechnen wir routinemäßig. Zusammen mit dem Querdurchmesser
des 3. Ventrikels und dem Breitenmaß der Seitenventrikel vervollständigt er die
echoencephalographische Aussage über die Größenverhältnisse des Hirnkammersystems (Abb. 15).

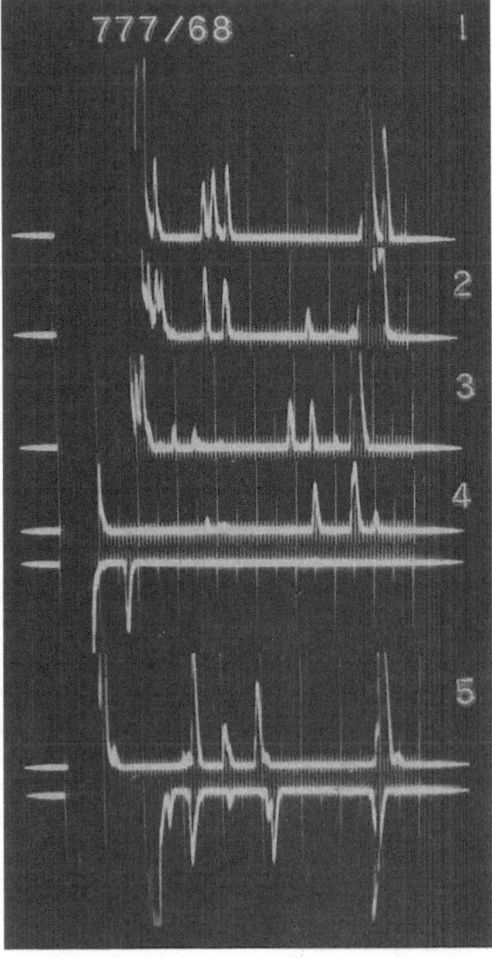

Abb. 15. 1 = Echo-Nr. 777/68, oberste Zeile: Mittelkomplex, Breite 12 mm (3. V. + ME.). 2 = 3. Ventrikel, Breite 10 mm. 3 = Temporalhorn. 4 = Von li. und von re. dargestelltes Temporalhornaußenwandecho (HMI = 3,1) 5 = ME und Seitenventrikel von re. und von li. dargestellt. Größte Breite: 40 mm.

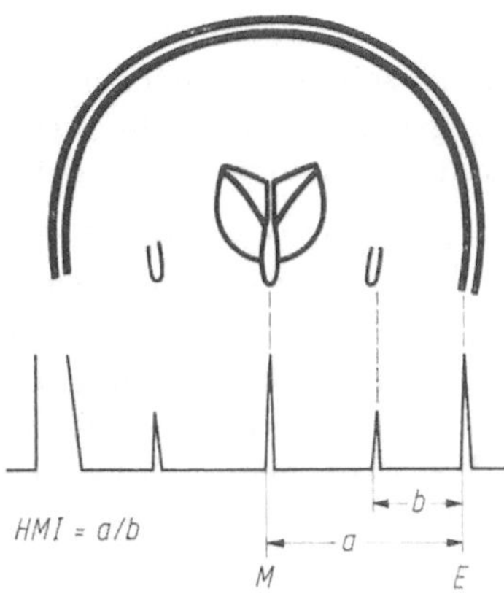

Abb. 16. Schematische Darstellung der Berechnung des echoencephalographischen Hirnmantelindex (nach *Kazner* u. *Schiefer*).[1]

[1] *Kazner* u. *Schiefer*, Die Echoencephalographie bei raumfordernden Prozessen der hinteren Schädelgrube. Acta Neurochir. Vo. XIV, Fasc. 3—4, 185 (1966).

IV. Spezielle Echoventrikulographie

1. Echoencephalographie der 3. Hirnkammer

Die in den vorangegangenen Kapiteln getroffene Feststellung, daß die Echoencephalographie ihre Bewährungsprobe in Klinik, Praxis und Forschung bestanden hat, bedeutet nicht gleichzeitig, daß es keine offenen Fragen, besonders methodischer Art, mehr gibt. In den Arbeiten über die Echoencephalographie der 3. Hirnkammer wurde bisher nicht der Tatbestand beachtet, daß man bei der Beschallung der 3. Hirnkammer regelmäßig Reflexionsimpulspaare unterschiedlicher Distanz erhält. Auch auf dem I. Internationalen Symposium für Echoencephalographie in Erlangen im Jahre 1967 kam dieses Problem nicht zur Sprache. In den kürzlich erschienenen Publikationen von *Schiefer* und *Kazner* (1967) sowie von *Pia* und *Geletneky* (1968) ist immer nur von dem Querdurchmesser des 3. Ventrikels die Rede.

Tatsächlich lassen sich aber bei ein und demselben Individuum verschiedene Querdurchmesser des 3. Ventrikels echoencephalographisch nachweisen. Darauf haben wir schon früher hingewiesen (*Krüger, Zumpe* u. *Veltin*) (1967, b). In diesem Kapitel soll dieses Phänomen eingehender untersucht und auf die Konsequenzen eingegangen werden, die sich daraus für die Vergleichbarkeit echoencephalographischer und pneumencephalographischer Befunde ergeben.

a) Zur Frage der verschiedenen echoencephalographisch bestimmbaren Querdurchmesser der 3. Hirnkammer

Es sei hier zunächst von den Meßergebnissen ausgegangen, die bei einem 40jährigen Mann gewonnen wurden. Wir erhielten bei diesem Probanden 19 verwertbare Photographien mit Reflexionsimpulspaaren der Wände des 3. Ventrikels. Die Distanz der Reflexionsimpulse (= Querdurchmesser der 3. Hirnkammer) betrug einmal 4, dreimal 5, achtmal 6, fünfmal 7 und zweimal 8 mm. In der Abb. 17 sind diese Werte in Form einer Häufigkeitsverteilung aufgetragen. Bei insgesamt 19 Werten (= gewichtete Werte) ergaben sich 5 verschiedene Querdurchmesser (= ungewichtete Werte) der 3. Hirnkammer. Die Differenz zwischen dem kleinsten Querdurchmesser (= Echo-min. = 4 mm) und dem größten Querdurchmesser (= Echo-max. = 8 mm) beträgt 4 mm.

Bei einer Stichprobe von 300 Fällen eines gemischten Krankengutes betrug die Zahl aller erhaltenen Meßwerte (= gewichtete Meßwerte) 4055, das sind pro Versuchsperson im Durchschnitt 14 (13,5) Meßwerte. Berücksichtigt man nur die Zahl der erhaltenen verschiedenen Werte unabhängig von ihrer Häufigkeit (ungewichtete Werte), so waren es bei den 300 Fällen insgesamt 1154. Für jede Versuchsperson wurden im Durchschnitt 4 (3,8) verschiedene Querdurchmesser der 3. Hirnkammer gefunden. Es ließen sich also im Durchschnitt pro Individuum auf 14 verwertbaren Photographien der Reflexionsimpulse von den Wänden der 3. Hirnkammer 4 verschiedene Querdurchmesser feststellen, oder anders ausgedrückt, pro Individuum kam ein differenter Meßwert auf 4 (3,5) Meßwerte insgesamt.

Die Beziehung der ungewichteten Querdurchmesser zur Zahl der gewichteten läßt sich noch näher definieren. In dem Punktediagramm auf Abb. 18 sind die ungewichteten Querdurchmesser (M) der 3. Hirnkammer gegen die Anzahl der gewichteten (N) aufgetragen. Dem Diagramm läßt sich entnehmen, daß mit stei-

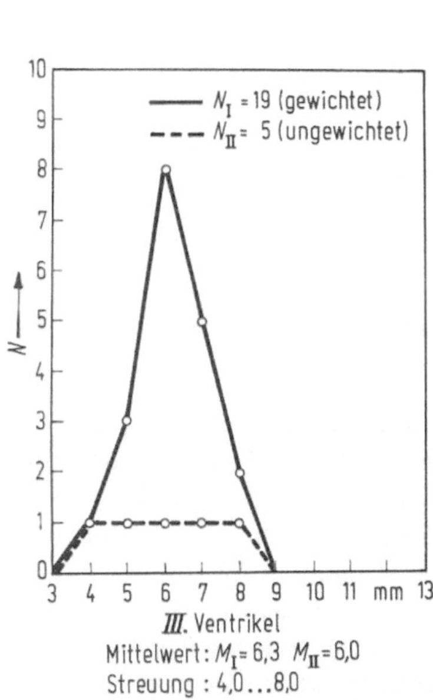

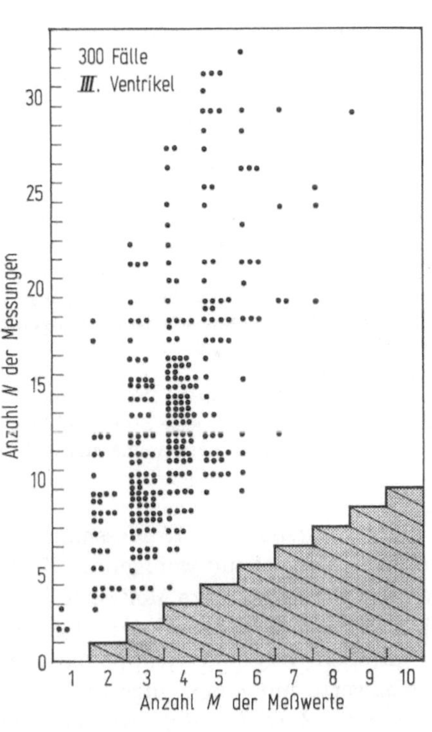

Abb. 17. Häufigkeitsverteilung von ECHO-Meßwerten der 3. Hirnkammer bei einer Versuchsperson.
N_I = Anzahl aller erhaltenen Meßwerte (gewichtete)
N_{II} = Anzahl der verschiedenen Meßwerte (ungewichtete).

Abb. 18. Produkt-Moment-Korrelation: $r = 0.63$, $p < 0,01$. In dem schraffierten Bereich werden keine Fälle angetroffen: z. B. 4 Messungen bei einer Vp können nicht 5 verschiedene Meßwerte ergeben.

gender Zahl der gewichteten Werte auch die Anzahl der ungewichteten Meßwerte des 3. Ventrikels zunimmt. Korrelationsstatistisch ergibt sich ein bedeutsamer Zusammenhang zwischen der Gesamtzahl der gewichteten Werte und der Zahl der erhaltenen ungewichteten (verschiedenen) Werte: $r = .63$ ($p < 0,01$). Bei der Betrachtung des Punktediagramms gewinnt man weiter den Eindruck, daß trotz des hohen Zusammenhanges aber wohl kaum eine lineare Beziehung zwischen der Gesamtzahl der Echogramme und der Zahl der verschiedenen Querdurchmesser besteht. Dieser Eindruck läßt sich rechnerisch bestätigen. Wir haben zu diesem Zweck das Probandengut ($N = 300$) in zwei Gruppen eingeteilt, von denen die eine 113 Fälle mit mehr als 14 Echogrammen je Proband umfaßt, die andere

N	gewichtete Meßwerte				unterschiedliche Meßwerte				%Verh. Sp. $5/1 \cdot 100$
	M	s	$M + 1\,s$	$M + 2\,s$	M	s	$M + 1\,s$	$M + 2\,s$	
	1	2	3	4	5	6	7	8	9
300	13,5	6,25	19,75	26,0	3,8	1,27	5,07	6,34	28,0%
* 113	20,0	4,79	24,79	29,58	4,6	1,30	5,90	7,20	22,9%
** 187	9,6	2,94	12,54	15,48	3,4	1,02	4,42	5,44	35,3%

* > 14 Messungen je Proband
** < 15 Messungen je Proband

Abb. 19. Abhängigkeit der Anzahl der erhaltenen unterschiedlichen Meßwerte des 3. Ventrikels von der Anzahl der in *einer* Untersuchung gewonnenen (gewichteten) Meßwerte.
Das Probandengut ($N = 300$) wurde in 2 Gruppen eingeteilt:
 * in 113 Fällen mit mehr als 14 Messungen je Proband
** in 187 Fällen mit weniger als 15 Messungen je Proband
M = Mittelwert
s = Standardabweichung
$M + 1\,s$ = Mittelwert + einfache Standardabweichung
$M + 2\,s$ = Mittelwert + doppelte Standardabweichung
Spalte 9: Im Durchschnitt gewonnene unterschiedliche Querdurchmesser des 3. Ventrikels.

187 Fälle mit weniger als 15 Messungen je Proband (s. Abb. 19). Es ergibt sich, daß in der 2. Gruppe mit weniger als 15 Messungen je Proband auf 9,6 gewichtete Meßwerte 3,4 ungewichtete Meßwerte kommen, während in der Gruppe mit mehr als 14 Messungen je Proband auf 20 gewichtete Meßwerte 4,6 ungewichtete Meßwerte entfallen. Die erste Gruppe hat also bei der doppelten Anzahl der gewichteten Meßwerte nur einen ungewichteten Meßwert mehr als die zweite Gruppe. *Mit steigender Zahl der Meßwerte wird also die Wahrscheinlichkeit geringer, daß weitere neue Querdurchmesser zu den schon bestimmten gefunden werden.*

Die Anzahl der verschiedenen Querdurchmesser, die man pro Individuum erhält, ist nicht nur abhängig von der Zahl der Meßwerte überhaupt, sondern auch von der maximalen Ventrikelbreite. *Die Beziehung zwischen der Zahl der ungewichteten Querdurchmesser und den Echomaximal-Werten* haben wir deshalb gesondert untersucht:

Mit einer Produkt-Moment-Korrelation von $r = 0{,}51$ ($p < 0{,}01$) besteht korrelationsstatistisch ein bemerkenswerter Zusammenhang, *d. h. mit zunehmender Weite des 3. Ventrikels steigt die Anzahl der echoencephalographisch zu bestimmenden verschiedenen Querdurchmesser.*

Von den bei der einzelnen Versuchsperson bestimmbaren verschiedenen Querdurchmessern verdient neben dem größten (= *Echo-max.*) auch der kleinste Querdurchmesser (= *Echo-min.*) besondere Beachtung. Bei unserer Stichprobe von 300 Fällen haben wir in dem Punktediagramm der Abb. 20 die Echo-max.- und die Echo-min.-Werte gegeneinander aufgetragen. Der optisch erkennbare Zusammenhang zwischen den beiden Größen läßt sich korrelationsstatistisch mit $\tau = 0{,}74$ ($p < 0{,}01$) bzw. mit $r = 0{,}67$ ($p < 0{,}01$) verifizieren. Es ist zu erwarten, *daß mit einer Zunahme der Echo-max.-Werte auch eine Zunahme der Echo-min.-Werte einhergeht.* Die Streuung des Punkteschwarms scheint eher dafür zu sprechen, daß bei einer Größenzunahme der 3. Hirnkammer Echo-max.- und Echo-min.-Werte nicht um gleiche Beträge wachsen. Um diesen Eindruck zu überprüfen, haben wir die Differenzen zwischen den Echo-max.- und Echo-min.-Werten (Echo-max. minus Echo-min.) gebildet und den *Differenzwert mit den Echo-max.-Werten korreliert.* Es ergab sich mit $\tau = 0.81$ ($p < 0,01$) bzw. $r = 0.75$ ($p < 0,01$)

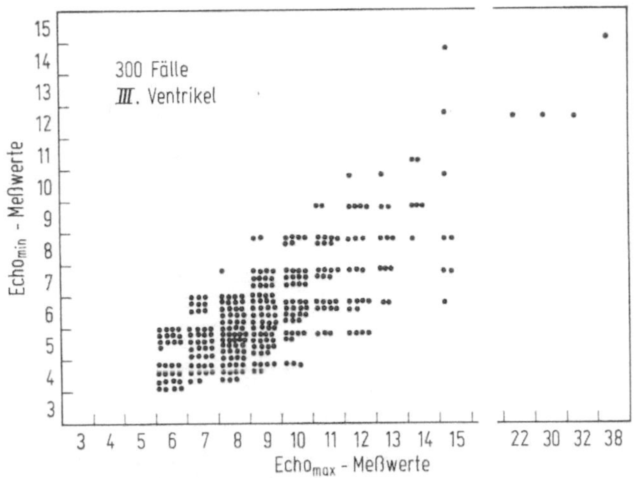

Abb. 20. Korrelation nach *Kendall* $\tau = .74$ ($p < 0,01$).
Produkt-Moment-Korrelation $r = .67$ ($p < 0,01$)

ein hoher Zusammenhang zwischen der Verteilung der Echo-max.-Werte und der Verteilung der Differenzwerte. Da es sich um metrische Größen handelt, kann das nur heißen, *daß bei wachsenden Echo-max.-Werten auch die Differenzen zwischen den Echo-max.-Werten und den Echo-min.-Werten größer werden.* Die Echo-max.-Werte nehmen also bei einer Erweiterung der 3. Hirnkammer relativ stärker zu als die Echo-min.-Werte. Man könnte daraus schließen, daß bei einer Erweiterung der 3. Hirnkammer nicht alle Ventrikelabschnitte gleichmäßig getroffen sind. Die Registrierung einer unterschiedlichen Größenzunahme der Echo-max.- und Echo-min.-Werte kann aber lediglich schon darauf zurückzuführen sein, daß der Abstand der Ventrikelwandung im Bereich einzelner Ventrikelabschnitte unter normalen Verhältnissen unterhalb des Auflösungsvermögens des Echo-Impulsverfahrens liegt und daß die Auflösungsschwelle[1] erst überschritten wird, wenn der Ventrikel schon eine bestimmte Erweiterung erfahren hat. Das würde dann heißen, daß bei einer am größten Querdurchmesser abzulesenden deutlichen Erweiterung der 3. Hirnkammer ein relativ kleiner Querdurchmesser erstmals meßbar wird. Dies dürfte allerdings nicht für höhergradige Ventrikelerweiterungen zutreffen, da hier, wie wir im folgenden Absatz ausführen werden, die gemessenen Echo-min.-Werte bereits weit oberhalb des Auflösungsvermögens liegen.

---

[1] Aus technischen Gründen werden in der Praxis Ventrikelquerdurchmesser erst dann meßbar, wenn sie wenigstens 2—3 mm überschreiten.

An einem erweiterten Befundmaterial von Ventrikelmessungen bei 470 Probanden haben wir 1967 ein Nomogramm erstellt, mit dessen Hilfe es bereits jetzt annähernd möglich wird, die Stimmigkeit des Verhältnisses der Echo-max.-Werte und der Echo-min.-Werte zueinander im Einzelfall zu überprüfen (Abb. 21). Die

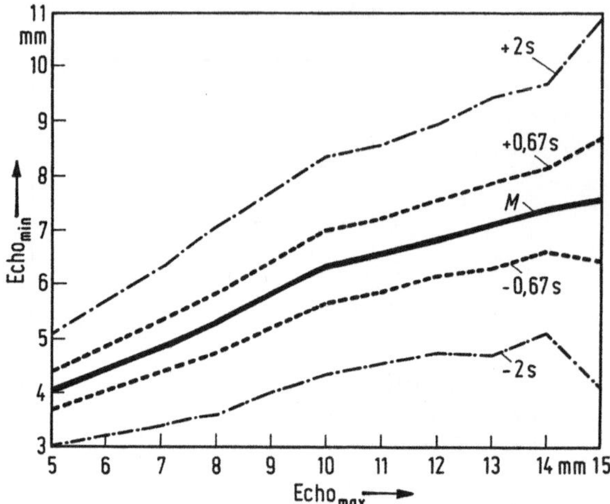

Abb. 21. Nomogramm zur Bestimmung von Echohöchstwerten (ECHO-max) und niedrigsten Echomeßwerten (ECHO-min) des 3. Ventrikels.

Echo	Echo min in mm (geglättete Werte)								
max	N	M	s	M		M		M	
mm				$-0,67\ s$	$+0,67\ s$	$-1\ s$	$+1\ s$	$-2\ s$	$+2\ s$
5	4	4,05	0,52	3,70	4,40	3,53	4,56	3,01	5,08
6	45	4,45	0,62	4,03	4,87	3,83	5,07	3,21	5,69
7	60	4,87	0,73	4,38	5,36	4,14	5,60	3,41	6,33
8	121	5,35	0,88	4,76	5,94	4,47	6,23	3,59	7,11
9	84	5,84	0,92	5,22	6,46	4,92	6,76	4,00	7,68
10	69	6,33	1,00	5,66	7,00	5,33	7,33	4,33	8,33
11	36	6,56	1,01	5,88	7,24	5,55	7,57	4,54	8,58
12	25	6,86	1,05	6,15	7,57	5,81	7,91	4,76	8,96
13	11	7,09	1,19	6,29	7,89	5,90	8,28	4,71	9,47
14	3	7,39	1,14	6,62	8,16	6,25	8,53	5,11	9,67
15	12	7,56	1,68	6,43	8,69	5,88	9,24	4,20	10,92

Abb. 22. Beziehungen zwischen Echohöchstwerten (ECHO-max) und niedrigsten Echomeßwerten (ECHO-min) des 3. Ventrikels bei 470 Fällen.
N = Anzahl der Fälle, M = Mittelwert, s = einfache Standardabweichung. ± 0,67 s = „innere 50%".
(Die Werte für ECHO-min sind geglättet.)

Tabelle in der Abb. 22 verdeutlicht auch hier, daß mit steigenden Echo-max.-Werten die Differenzen zwischen den Echo-max.- und den Echo-min.-Werten größer werden. Gleichzeitig nimmt auch die Streuung zu. Unser Krankengut enthält zuwenig Probanden mit maximalen Erweiterungen der 3. Hirnkammer über 15 mm, als daß sie Berücksichtigung bei der Aufstellung des Nomogramms hätten finden können. Es ist uns daher bis jetzt noch nicht möglich, verbindliche Aussagen über das Verhältnis von Echo-max.- zu Echo-min.-Werten bei höhergradigen Ventrikelerweiterungen zu machen. Bei der Betrachtung des Nomo-

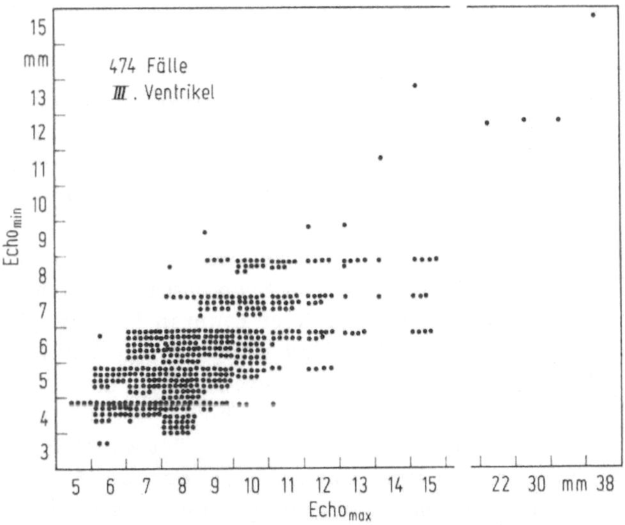

Abb. 22a. Zum Nomogramm Abb. 21 und zur Tabelle Abb. 22 gehörige Korrelationen: Kendall-Rank-Korrelation $\tau = 0.76$ ($p < 0,01$) Produkt-Moment-Korrelation $r = 0.66$ ($p < 0,01$). (Die 4 Fälle rechts oben im Punkteschwarm (ECHO-max > 22 mm) blieben im Nomogramm Abb. 21 und in der Tabelle Abb. 22 unberücksichtigt.)

gramms fällt aber ins Auge, daß die Kurve M (und die der doppelten Standardabweichung sowie die der $\pm$ 0,67 s) bogenförmig nach rechts zur Ordinate hin ihren Anstieg verringert. Das heißt mit anderen Worten: die Echo-min.-Werte halten mit dem Anwachsen von Echo-max. nicht ganz Schritt. Die Differenzen zwischen beiden scheinen geometrisch zuzunehmen. Es wäre daher immerhin denkbar, daß bei Überprüfung eines noch viel größeren Materials eine Exponentialkurve nach der Gleichung $y = \mathrm{f}(x)$ entsteht. Wir folgern hieraus die Hypothese, daß mit zunehmenden Ventrikelerweiterungen die Differenzen zwischen Echo-max.- und Echo-min. geometrisch zunehmen. Am praktischen Beispiel erläutert würde das bedeuten, daß bei einem maximal 20 mm erweiterten 3. Ventrikel unter Umständen noch kleinste Durchmesser von 8—9 mm erwartet werden können, während bei einer maximal 10 mm weiten Hirnkammer nur wenig niedrigere Minimaldurchmesser von etwa 6—7 mm (s. Nomogramm) gemessen werden (Abb. 22a).

b) Zur Frage der Vergleichbarkeit echoencephalographischer und pneumencephalographischer Befunde

Daß bei einer Versuchsperson verschieden große Querdurchmesser der 3. Hirnkammer bestimmt werden können, muß bei der vergleichenden Betrachtung echoencephalographischer und pneumencephalographischer Befunde berücksichtigt werden, zumal die Pneumencephalographie als einziges Außenkriterium zur Validierung der Echoencephalographie zur Verfügung steht. Vergleichsuntersuchungen sind von *Schiefer, Kazner* und *Brückner* (1963), *Sjoegren* (1968), *Betz* und *Huber* (1968), *Huber* und *Patiri* (1967) sowie von *Fliege, Backmund* und *Feuerlein* (1968) publiziert worden. Auch wir haben zur Frage der Korrelierbarkeit von echo- und luftencephalographischen Befunden Stellung genommen (*Krüger, Zumpe, Veltin* (1968)). Obgleich in Einzelfällen die Meßergebnisse beider Methoden zum Teil erheblich voneinander differierten, fanden wir in unserer Serie von 52 Fällen eine hohe Übereinstimmung ($\tau = 0.70$, $p < 0{,}01$) zwischen den echoencephalographischen und pneumencephalographischen Werten. Wir setzten in unserer Untersuchung jeweils die größten Querdurchmesser zueinander in Beziehung und fanden, daß etwa ein Drittel der Werte des Echogramms gleich groß wie der PEG-Befund war, ein weiteres Drittel kleiner und über ein Viertel der Werte des Echogramms größer als der PEG-Befund waren. Die in vielen Fällen voneinander differierenden Meßergebnisse von Echo und PEG (bei unserem ersten Untersuchungsgut fanden sich Differenzen über 1 mm in 15% der Fälle) führten wir auf die komplizierten anatomischen Verhältnisse des 3. Ventrikels und den unterschiedlichen Luftfüllungsgrad bei der PEG zurück. Was die hohe Übereinstimmung zwischen beiden Untersuchungsmethoden betrifft, so kamen *Betz* u. *Huber* (1968), *Schiefer* u. *Kazner* (1967) sowie *Fliege* et al. (1968) zu ganz ähnlichen Resultaten. *Schiefer* u. *Kazner* sowie *Fliege, Backmund* u. *Feuerlein* berücksichtigten bei ihren Vergleichsuntersuchungen den Faktor der projektionsbedingten Verzeichnung von Röntgenbildern. *Schiefer* und Mitarbeiter gaben auf Grund ihrer Untersuchungen an, daß die pneumencephalographischen Meßwerte 25 bis 40% größer seien, als die echoencephalographischen. Einen entsprechenden Umrechnungsfaktor findet man aber lediglich in der Publikation von *Fliege* et al. Ihren Messungen mit einer Bleikugel zufolge errechneten sie einen Vergrößerungsfaktor von maximal 1,1 und erzielten eine statistisch gesicherte Übereinstimmung (lineare Regression, Produkt-Moment-Korrelation $r = 0.92$, $N = 60$) echo- und pneumencephalographischer Meßwerte von der Weite des 3. Ventrikels. Es fehlen aber auch bei diesen Autoren Angaben darüber, ob tatsählich auch der ECHO-max-Wert zum Vergleich mit den luftencephalographisch bestimmten Querdurchmessern der 3. Hirnkammer herangezogen wurde. Immerhin erwähnen *Fliege* und Mitarbeiter die Möglichkeit, durch Benutzen „inadäquater Meßpunkte" Randzonen des 3. Ventrikels — und damit kleinere Werte zu messen.

Wir haben nun 1968 die Möglichkeit gehabt, unsere Ergebnisse an einem erweiterten Untersuchungsgut von 70 Fällen differenzierter zu überprüfen. Es sollen bei der vergleichenden Betrachtung nicht nur die auf dem Pneumencephalogramm vermessenen Querdurchmesser der 3. Gehirnkammer berücksichtigt werden, die mit einem generellen Fehler infolge projektionsbedingter Verzeichnung belastet sind (*Nürnberger* und *Schaltenbrand* (1955)), sondern vor allem die „*unverzeichneten* Meßwerte", die sich rechnerisch ermitteln lassen. Bei unserer Röntgenanlage[1]

---

[1] Pneumencephalographie am sitzenden Patienten. Aufnahmen: a—p, p—a und seitlich. FFD: 1 m. A—p- und p—a-Aufnahmen 70—75 KV, 64 mAs, seitliche Aufnahmen 65—70 KV, 50—64 mAs. Gerät: Siemens, Röhrentyp Bi 125/30/50 mit Tiefenblende. Deckenstativ 3 D. Multix-Rasteraufnahmetisch. Tridoros 5 S, 6 Puls-Generator. Film: Agfa-Gevaert, Curix, blue base.

beträgt der Umrechnungsfaktor 0,7722 (Focus-Plattenabstand 1,01 m; Objekt-Plattenabstand 23 cm, s. Abb. 23). Da der Objekt-Plattenabstand von Individuum zu Individuum etwas variiert, bedeutet das, daß die projektionsbedingte Verzeichnung unter unseren Bedingungen rund 30% beträgt.

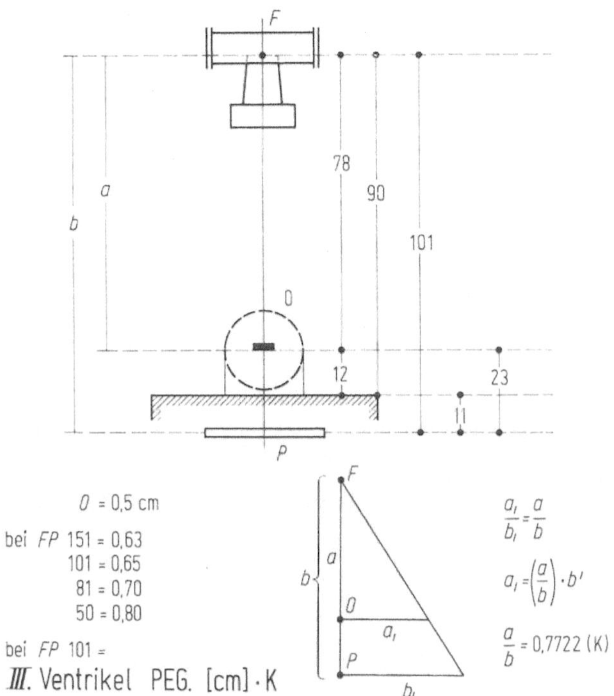

Abb. 23. Berechnung projektionsbedingter Verzeichnungen nach dem Satz der Proportionalität der Seiten von zwei ähnlichen, rechtwinkligen Dreiecken. F = Fokus, O = Objekt, P = Röntgenplatte, FP = Fokus-Plattenabstand, K = Umrechnungsfaktor (0,7722). Bei einem FP von 101 cm vergrößert sich ein Testobjekt (O) von 0,5 cm Durchmesser auf dem Röntgenbild auf 0,65 cm = 30% (nach *H. Krüger*).[1]

In der Abb. 24 sind die Häufigkeitsverteilungen der verzeichneten und korrigierten (unverzeichneten) pneumencephalographischen Querdurchmesser des 3. Ventrikels dargestellt. Die in dem Krankengut enthaltenen hirnatrophischen Prozesse verschiedenster Genese bedingen die positive Schiefe der Verteilungskurven. Die Kurve I zeigt die Verteilung der verzeichneten PEG-Querdurchmesser. Der Mittelwert liegt bei 8,6 mm. Die mit dem Faktor $K = 0,7722$ korrigierten PEG-Meßwerte sind als Kurve II aufgetragen. Ihr Mittelwert beträgt 6,6 mm, er ist also gegenüber dem Mittelwert der Werte aus Kurve I um 2 mm nach links verschoben.

In Abb. 25 sind nun die Verteilungskurven der korrigierten pneumencephalographischen Querdurchmesser und der Echo-max.-Querdurchmesser aufgetragen.

---

[1] *H. Krüger:* Nervenarzt **40**, 569 (1969).

Der Mittelwertsunterschied der beiden Verteilungen beträgt 3 mm. Die Verteilungen unterscheiden sich hochsignifikant voneinander (s. Abb. 26; — Wil-

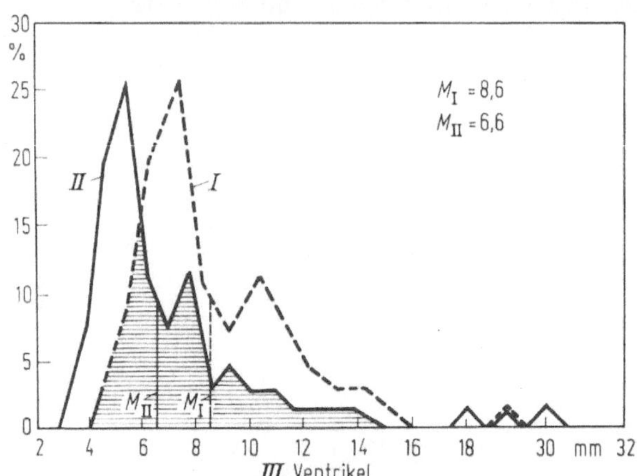

Abb. 24. Häufigkeitsverteilungen der pneumencephalographischen (PEG) Meßwerte von der Weite des 3. Ventrikels bei 70 Versuchspersonen. Kurve I = mit projektionsbedingter Verzeichnung, Kurve II = abzüglich einer projektionsbedingten Verzeichnung von 30%. M_I, M_{II} = entsprechende Mittelwerte (nach *H. Krüger*).[1]

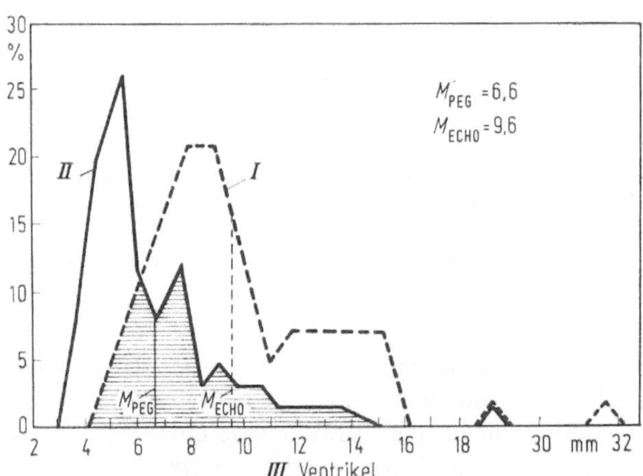

Abb. 25 (nach *H. Krüger*)[2].

coxon-Test: $z = 7{,}3$, $N = 70$, $T = 0$). Ähnliches gilt für die Verteilungen der korrigierten PEG-Maße und der Echo-min.-Werte. Trotz eines geringeren Mittel-

[1] *H. Krüger* et al.: Fortschr. Neurol. Psychiat. **36**, 685 (1968).
[2] *H. Krüger* et al.: Fortschr. Neurol. Psychiat. **36**, 685 (1968).

wertsunterschiedes (0,7 mm) sind auch diese Verteilungen hochsignifikant voneinander unterschieden. (t-Test für Paardifferenzen: $t = -3{,}0454$, $p < 0{,}01$).
(M_{PEG} 6,6 mm, M_{ECHO} 5,9 mm.)

Trotz der signifikanten Unterschiede in den Häufigkeitsverteilungen korrelieren die unverzeichneten PEG-Werte sowohl mit den Echo-max.- als auch mit
den Echo-min.-Meßwerten hoch (s. Abb. 26). Diese Abbildung gibt außerdem

PEG	ECHO		
	min	max	$\dfrac{\text{max} + \text{min}}{2}$
verzeichnet	⊠	⊗	⊗
	Tau 0,68 ××	Tau 0,69 ××	
unverzeichnet	⊗	⊠	⊗
	Tau 0,68 ××	Tau 0,69 ××	

Abb. 26. Beziehungen zwischen echo- und pneumencephalographischen Breitenmessungen
der 3. Hirnkammer. Min = niedrigste Echomeßwerte, max = höchste Echomeßwerte, Mittel-
$$\text{werte} = \frac{\text{min} + \text{max}}{2}.$$

$\bigcirc$ = berechnet mit dem t-Test für Paardifferenzen
$\square$ = berechnet mit dem Wilcoxon-Test
×× = hochsignifikant ($p < 0{,}01$)
× = signifikant ($p < 0{,}05$)
Tau (τ) = Kendall-Rank-Korrelationskoeffizient. Für „PEG verzeichnet"
beträgt die projektionsbedingte Verzeichnung der Röntgenbilder 30%
(nach *H. Krüger*).[1]

noch einen Überblick über die Beziehungen zwischen den Mittelwerten auch Echo-
max.- und Echo-min.- und den PEG-Meßwerten. Die genannten Beziehungen
der echo- und pneumencephalographischen Meßwerte zueinander sind in der
Abb. 27 in anderer Form graphisch dargestellt.

Was den Einzelfall betrifft, so liegen alle Echo-max.-Werte über den zugehöri-
gen PEG-Werten, wovon weiter unten noch die Rede sein wird. Das Säulendiagramm der Abb. 27 gibt die Verhältnisse gerafft wieder. Aus ihm läßt sich entnehmen, daß die Mittelwerte der unverzeichneten PEG-Werte zwischen den
Echo-max.- und den Mittelwerten der Echo-min.-Werte liegen. In der Abb. 28
sind vollends die Abweichungen der Echo-max.-Werte und der Echo-min.-Werte
von den korrigierten PEG-Werten aufgetragen. Außerdem wurde die Differenz

---

[1] *H. Krüger* et al.: Fortschr. Neurol. Psychiat. **36**, 686 (1968).

der PEG-Werte von der gemittelten Summe aus Echo-max.- und Echo-min.-
Werten in diesem Säulendiagramm erfaßt. Das Diagramm läßt erkennen, daß die
Echo-min.-Werte noch am ehesten mit den korrigierten PEG-Werten überein-

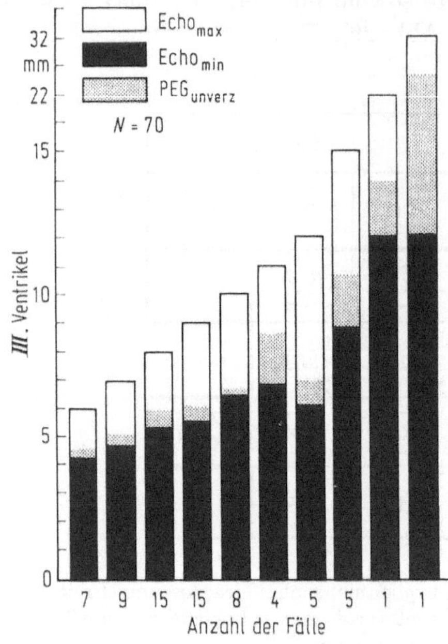

Abb. 27. Vergleich zwischen
höchsten (ECHO-max), niedrigsten (ECHO-min) Meßwerten und pneumencephalographischen Meßwerten (PEG)
von der Weite der 3. Hirnkammer bei 70 Versuchspersonen.
Es wurden die unverzeichneten
PEG-Maße zugrunde gelegt.
Für die Säulen: ECHO-min und
PEG-unverzeichnet wurden
die Mittelwerte der entsprechenden Ventrikelmaße der
Probandengruppen berechnet.

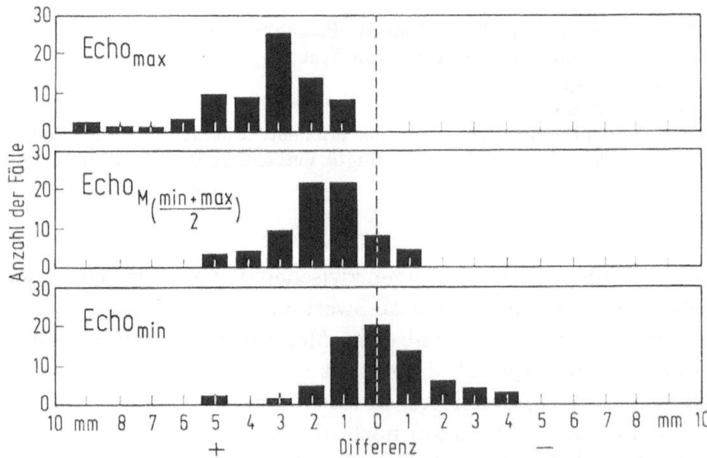

Abb. 28. Abweichung der Echogrammwerte des 3. Ventrikels von den unverzeichneten
pneumencephalographischen (PEG) Meßwerten in mm bei 70 Vergleichsuntersuchungen.
Echo-max: Echohöchstwerte des 3. Ventrikels, Echo-min: niedrigste Echomeßwerte des

$$3.\ \text{Ventrikels},\ M = \frac{\min + \max}{2}\ f = \text{Anzahl der Fälle (nach } H.\ Kr\ddot{u}ger).[1]$$

---

[1] *H. Krüger* et al.: Fortschr. Neurol. Psychiat. **36**, 686 (1968).

stimmen. Wenn man anstelle der korrigierten PEG-Querdurchmesser die unkorrigierten als Bezugspunkte zugrunde legt, verschiebt sich die Null-Linie in der Abb. 28 um rund 2 mm nach links. Die unkorrigierten PEG-Werte entsprechen dann metrisch am ehesten den Mittelwerten aus Echo-max. und Echo-min.

Der Inhalt der letzten Abschnitte sei noch einmal zusammengefaßt: *Es besteht ein hoher Zusammenhang zwischen den echoencephalographisch und pneumencephalographisch bestimmten größten Querdurchmessern der 3. Hirnkammer. Ein ähnlich hoher Zusammenhang besteht zwischen den echoencephalographisch bestimmten geringsten Querdurchmessern des 3. Ventrikels und den pneumencephalographischen Maximalwerten.* Das verwundert nicht, da ja Echo-max.- und Echo-min.-Werte ihrerseits hoch miteinander korrelieren.

Die hohen Korrelationen zwischen den echoencephalographischen Maxima und Minima einerseits und der ebenso hohe Zusammenhang zwischen den echoencephalographisch bestimmten Querdurchmessern und den pneumencephalographisch erhobenen spricht eindeutig für die Zuverlässigkeit der echoencephalographischen Methode.

Das Bestehen eines hohen Zusammenhanges pneumencephalographisch und echoencephalographisch bestimmter Querdurchmesser der 3. Hirnkammer heißt aber nicht gleichzeitig, daß die Werte metrisch übereinstimmen. Vielmehr liegen bei unseren Untersuchungen die Echo-max.-Werte regelmäßig über den korrigierten pneumencephalographischen Werten. Das steht in Gegensatz zu den Ergebnissen, die *Schiefer* und *Kazner* (1967) mitgeteilt haben. Sie fanden bei 187 Patienten (darunter 56 Fälle mit Kleinhirntumoren) eine „völlige" Übereinstimmung (97,8%) der echoencephalographischen und korrigierten pneumencephalographischen Werte. Die größte Abweichung zwischen Echogramm und Luftbild betrug 1,5 mm. Diese Befunde von *Schiefer* und *Kazner* (1967) und anderen Autoren (*Betz* und *Huber* (1968), *Huber* und *Patiri* (1967)) lassen sich nicht ohne weiteres mit den unsrigen vergleichen. Wie eingangs schon erwähnt, fehlen in diesen Publikationen Angaben darüber, ob überhaupt beim gleichen Probanden verschiedene Querdurchmesser der 3. Hirnkammer ermittelt wurden. Es ist jeweils nur von *dem* Querdurchmesser der 3. Hirnkammer die Rede; es wird dabei offenbar impliziert, daß es sich dabei um den größten Querdurchmesser handelt. Wir meinen, mit Rücksicht auf unsere Ergebnisse, daß die fast 100%ige Übereinstimmung der Echogramme mit den Pneumencephalogrammen nicht unbedingt dafür spricht, daß tatsächlich die Echo-Maximal-Werte registriert wurden. Ginge es nur um die Frage einer direkten Übereinstimmung zwischen pneumencephalographischen und echoencephalographischen Werten, müßten wir z. B. die Echo-min.-Werte zugrunde legen. Bei uns liegen 72% der Echo-min.-Werte innerhalb einer Abweichung von ± 1 mm von den pneumencephalographischen Werten.

Hinzukommt, daß bei allen Vergleichsuntersuchungen auch der von Fall zu Fall und je nach dem methodischen Vorgehen *wechselnde Luftfüllungsgrad der 3. Gehirnkammer* berücksichtigt werden muß. Eine komplette Luftfüllung dieses schmalen und buchtenreichen Liquorraumes ist im allgemeinen kaum zu erreichen. Bei der gesteuerten Luftencephalographie am sitzenden Patienten steigt die Luft rasch in die Seitenventrikel auf. Die breiteste Stelle der 3. Hirnkammer in Höhe der Foramina interventricularia ist daher kaum röntgenologisch darzustellen. Bei den Aufnahmen in Hinterhauptslage bilden sich meistens nur die vorderen

Anteile der 3. Hirnkammer ab. Da bei der den Patienten schonenden Überdruckmethode im allgemeinen nur geringe Luftmengen von 15 bis 25 ccm verwendet
werden, erreicht die Füllung der 3. Kammer kaum den Grad, daß in Hinterhauptslage und seitlichem Strahlengang $^2/_3$ des Ventrikels als gefüllt imponieren, wie es
Huber und *Patiri* bei ihren Vergleichsuntersuchungen vorausgesetzt haben. Bei
den Aufnahmen im posterior-anterioren Strahlengang verteilt sich die Luft recht
unregelmäßig über die hinteren Abschnitte des 3. Ventrikels, in vielen Fällen
stellt sich lediglich der luftgefüllte Aquädukt dar.

Die Ventrikulographie bringt daher eher als das lumbale Füllungsverfahren
eine bessere Darstellung des Ventrikelsystems. Aus den Ausführungen von *Kazner*
und *Schiefer* (1966) ist zu entnehmen (siehe auch *Sjoegren* (1968)), daß sich unter
ihrem Untersuchungsgut eine ganze Reihe von ventrikulographierten Patienten
finden. Vielleicht ist das mit ein Grund für die Übereinstimmung ihrer Echogramme mit den pneumencephalographischen Befunden.

c) Zur Frage der Bestimmung des größten und kleinsten Querdurchmesser des 3. Ventrikels

Aus all den Gründen, die in den vorangehenden Abschnitten dargelegt wurden,
sind wir der Meinung, daß die Echoencephalographie gegenüber der Pneumencephalographie zuverlässigere Aussagen über die Querdurchmesser des 3. Ventrikels zuläßt unter der Voraussetzung, daß der größte und möglichst auch der
kleinste Querdurchmesser bei jeder Untersuchung exakt bestimmt werden. Es
erhebt sich in diesem Zusammenhang die Frage, wieviel Messungen pro Individuum durchgeführt werden müssen, um mit hinlänglicher Sicherheit diese
Werte zu erhalten.

Wir haben deshalb an einer Stichprobe von 50 Fällen auf den Filmstreifen den
*Stellenwert der Echo-max.- und Echo-min.-Werte in der Reihenfolge der registrierten
Querdurchmesser* bestimmt. Es ergab sich, daß man den Echo-max.-Wert im
Durchschnitt mit dem 6. Echogramm erhielt. Spätestens mit dem 14. Echogramm
(Mittelwert plus doppelte Standardabweichung) ist in 95% der Fälle der Echo-
max.-Wert erreicht. Für die Echo-min.-Werte liegt der Mittelwert bei 5 Echo-
grammen und der Mittelwert plus doppelte Standardabweichung bei 15 Echo-
grammen. Siehe dazu auch die Abb. 29.

	ECHO-max	ECHO-max − 1	ECHO-min
M	5,96	3,80	4,60
s	3,82	2,39	5,00
M + 1 s	9,78	6,19	9,60
M + 2 s	13,60	8,58	14,60

Abb. 29. Stellenwert des ECHO-max und des ECHO-min-Meßwertes des 3. Ventrikels in
der Reihenfolge der Messungen. (N = 50) (nach *H. Krüger*).[1]

Geht man davon aus, daß bei einer Routineuntersuchung eine Differenz von
1 mm zum Echo-max.-Wert vernachlässigt werden kann, erhält man den Wert
Echo-max. minus 1 mm in 95% der Fälle schon innerhalb der ersten 9 Echo-

---

[1] *H. Krüger* et al.: Fortschr. Neurol. Psychiat. **36**, 688 (1968).

gramme. Es genügen also für die Bestimmung des Echo-max.-Wertes rund 9 Echogramme in einer Sitzung, wenn man sich damit zufrieden gibt, daß man anstelle des Echo-max.-Wertes unter Umständen den Echo-max.-Wert minus 1 mm erhält. Für wissenschaftliche Untersuchungen ist dagegen zu empfehlen, wenigstens 14 Echogramme aufzunehmen.

Es bedarf also, um den Echo-Maximal-Wert zu ermitteln, — das gleiche gilt natürlich auch für den Echo-min.-Wert, — einer Reihe von Messungen während einer Untersuchung. Bei dem auf Grund einer Messung von links oder von rechts ermittelten Querdurchmesser der 3. Hirnkammer läßt sich nicht beurteilen, ob es sich tatsächlich um den Echo-max.-Wert handelt. Das ist, wie wir selbst erfahren haben, besonders für Reihenuntersuchungen an Gesunden zur Ermittlung von Normwerten zu beachten. Möglicherweise liegen deshalb die von *Schiefer* und *Kazner* (1967) mitgeteilten Normwerte ihrer Altersgruppen (6,5 bis 7 mm maximal, für 40- bis 60jährige) unterhalb der von uns angegebenen (2 s: 4,2 bis 9,6 mm für 40- bis 60jährige). Gerade bei Untersuchungen an Gesunden ist es erforderlich, mehrere Echogramme von der 3. Hirnkammer aufzunehmen, da die echoencephalographische Darstellung des 3. Ventrikels bei einer Weite von weniger als 7 mm oft recht schwierig ist. Es können dabei leicht Fehlmessungen unterlaufen. Auf diesen Tatbestand ist schon von *Schiefer* und *Kazner* (1967) hingewiesen worden. Auch wir haben die Erfahrung gemacht, daß weite Ventrikel die Reflexionsbedingungen für den Ultraschall durch Vergrößerung der reflektierenden Flächen wesentlich verbessern. Oft erhält man in solchen Fällen den Echo-max.-Wert schon zu Beginn der Untersuchung und alle weiteren Messungen ergeben nur noch kleinere Querdurchmesser.

Es erscheint infolgedessen geboten, bei der Aufnahme von Echogrammen der 3. Hirnkammer unter geringfügigem Verschieben des Schallkopfes von links und von rechts bei Berücksichtigung der in den vorangehenden Abschnitten mitgeteilten Richtwerte solange zu messen, bis mit hinreichender Sicherheit der Echo-max.-Wert des 3. Ventrikels ermittelt worden ist. Für wissenschaftliche Untersuchungen ist es darüber hinaus von großem Nutzen, auch die übrigen sich darstellenden Reflexionsimpulspaare photographisch zu registrieren, um auch über die verschiedenen Weiten der 3. Hirnkammer Aussagen machen zu können.

2. Echoencephalographie des Temporalhornbereiches und der Seitenventrikel

a) Temporalhörner

Um eine weitergehende Aussage über die Größenverhältnisse des Ventrikelsystems machen zu können, muß neben der Breitenmessung der 3. Hirnkammer der Temporalhornbereich in die Untersuchung miteinbezogen werden. Auf die hierzu erforderliche Untersuchungstechnik wurde bereits näher eingegangen. Für das Verständnis der gesondert in diesem Bereich zu erwartenden Fehlerquellen, seien noch einige Erläuterungen gegeben: Wir registrieren die schallkopffernen Temporalhornreflexionsimpulse, da die schallkopfnahen durch das breite Initial-Echo (zumal bei hoher Verstärkung) meist überdeckt werden und weil die Temporalhornwand hier zum Prüfkopf hin konvex gekrümmt ist und schon deshalb schlechtere Reflexionsbedingungen bietet. Infolge der zum Prüfkopf konkaven

Krümmung der peripheren Temporalhornaußenwand gelingt es daher leichter, ihre Reflexionsimpulse auf dem Bildschirm darzustellen. *Schiefer* und *Kazner* (1967) vergleichen dies mit dem Hohlspiegeleffekt aus der Optik. Nicht selten registrieren wir auch die mediale Wand des schallkopffernen Temporalhorns und hin und wieder gelingt es sogar, beide Temporalhornwände zugleich auf den Bildschirm darzustellen (Abb. 4, 15). Fehlermöglichkeiten bei der Errechnung des HMI (*Schiefer* und *Kazner*) ergeben sich, wenn man das Temporalhorninnen- mit dem Temporalhornaußenwand-Echo verwechselt, d. h. wenn das isoliert dar- gestellte Innenwand-Echo bei der Errechnung des HMI zugrunde gelegt wird. Die Indices werden dann alle zu klein sein. Auch Echo-Reflexionen von der Fissura sylvii (Insula) und die Reflexion von den Furchen der temporalen Win- dungen können hier zu Irrtümern führen. Diese Echos weisen sich aber im Ver- gleich zum Temporalhornaußenwand-Echo durch einen viel geringeren Abstand zum End-Echo aus.

Wir sind nun der Frage nachgegangen, ob der von *Kazner* und *Schiefer* (1966) angegebene HMI auch für unser Fallmaterial als brauchbarer klinischer Index angesehen werden darf. Zunächst prüften wir daher, ob ein Zusammenhang zwischen maximaler Weite der 3. Hirnkammer und dem HMI bestand. Die Er- gebnisse bei 300 Probanden (gemischtes Krankengut) sind in der Abb. 30 als Punktediagramm wiedergegeben. Die Gleichläufigkeit der Meßergebnisse ist schon optisch erkennbar. Korrelationsstatistisch ergab sich (bei nicht normal

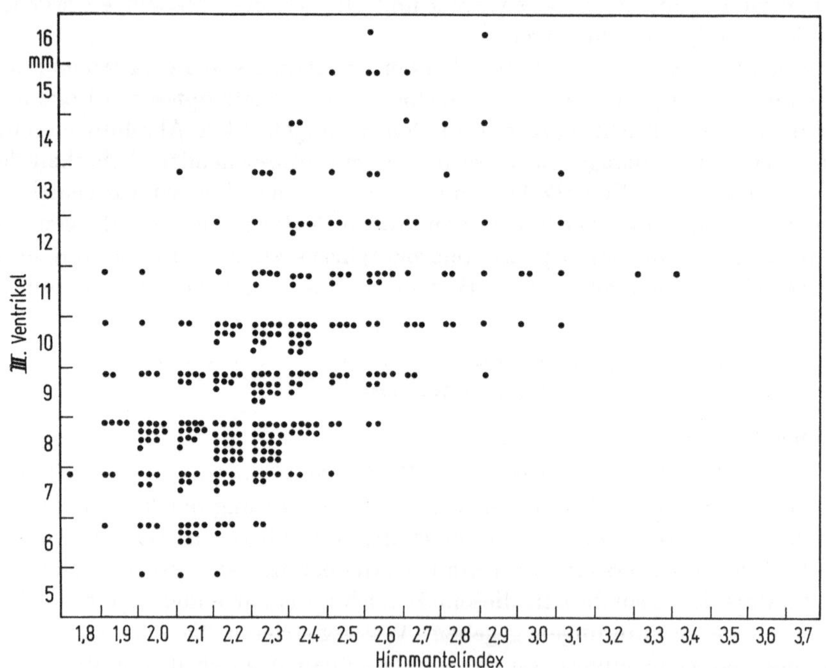

Abb. 30. Zusammenhang zwischen echoencephalographisch bestimmter maximaler Weite der 3. Hirnkammer und dem Hirnmantelindex (HMI). Produkt-Moment-Korrelation $r = .56$, Kendall-Rank-Korrelation $\tau = .63$ (p < 0,01) N = 300.

verteilten Meßwertreihen) sowohl im Produkt-Moment-Verfahren ($r = 0.56$) als auch bei der Kendall-Rank-Korrelation ($\tau = 0.63$) — beide Koeffizienten sind auf dem 1%-Niveau signifikant — ein sehr bedeutsamer Zusammenhang zwischen der Weite der 3. Hirnkammer und dem Hirnmantelindex. Aus dem Punktediagramm wird weiter ersichtlich, daß mit zunehmenden Ventrikelweiten auch die Streuung der Meßwerte größer wird. Bei einem von *Kazner* und *Schiefer* (1966) erstellten Streuungsdiagramm fällt dieses Phänomen ebenfalls ins Auge. Wir folgern daraus, daß sich mit zunehmender Ventrikelerweiterung die hier untersuchten Ventrikelabschnitte unterschiedlich zu erweitern beginnen. Bei der Überprüfung des Zusammenhanges zwischen Echo-max. und Echo-min. (s. o.) kamen wir ja zu einem ähnlichen Schluß. Es darf dabei aber auch nicht die Möglichkeit übersehen werden, daß unser Untersuchungsgut vielleicht einige Fälle mit asymmetrischen Dilatationen enthält, die echoencephalographisch so gut wie nicht eliminierbar sind (s. o.). Darüber hinaus können uns durchaus einige Fehlmessungen unterlaufen sein, die die Streuung des Punkteschwarms vergrößert haben. Auch der in der Echoencephalographie Erfahrene ist bei der Untersuchung des „tückischen" Temporalhornbereiches keineswegs unfehlbar. Trotz erschwerter Untersuchungsbedingungen erweist sich die echoencephalographische Registrierung des Temporalhorns und die Errechnung des Hirnmantelindex als brauchbares Kriterium zur Beurteilung des Ausmaßes einer Ventrikelerweiterung. Haben wir in diesem Abschnitt die Gültigkeit des HMI auch nur in seinem korrelativen Zusammenhang mit der Weite des 3. Ventrikels überprüft, so sei schon hier vorweggenommen, daß sich der Hirnmantelindex auch durch eine bedeutsame Korrelation mit der Breite der Seitenventrikel als höchst valider Index ausgewiesen hat.

b) Seitenventrikel

Obgleich viele Autoren (*Schiefer* und *Kazner* (1967)), *Pia* und *Geletneky* (1968), *Sjögren* (1968)) u. a. der Ansicht sind, Seitenventrikel-Echos seien nur bei Säuglingen und Kleinkindern darstellbar, haben wir neben den Echoreflexionen der 3. Hirnkammer und des Temporalhorns in 59,7% aller Fälle Reflexionen der Seitenventrikel sowohl aus dem Cella media- als auch aus dem Frontalbereich auch bei Erwachsenen auffangen können.[1] (Abb. 9 — 1a, 1b, 2a, 3a.) Hoher Prüfkopfansatz ist bei dieser Meßtechnik erforderlich. Sind die Schädel hochtemporal schon stärker gewölbt, so lassen sich Seitenventrikel-Echos wesentlich schlechter darstellen. In diesen Fällen muß man versuchen, etwas tiefer und frontal die Vorderhörner zu erfassen (Abb. 9 1b). Wir verwerten für die Seitenventrikelmessungen nur die Aufnahmen, auf denen die Seitenventrikel-Reflexionen beiderseits neben dem Mittel-Echo festgehalten werden (Abb. 13). Ist nur ein Seitenventrikel-Echo aufgezeichnet, so kann dies leicht zu Verwechslungen mit Echoreflexionen von den Temporalhörnern oder gar von der Fissura sylvii führen. Nur wenn beide Seitenventrikel-Echos symmetrisch zum Mittel-Echo angeordnet

---

[1] Für die Untersuchung des Zusammenhanges zwischen 3. Ventrikel und Hirnmantelindex wurde eine Stichprobe von 300 Fällen ausgewertet. Für ihre korrelationsstatistischen Errechnungen der Beziehungen zwischen 3. Ventrikel und Seitenventrikel konnten davon nur 221, für die Beziehung Hirnmantel-Index—Seitenventrikel nur 223 Befunde herangezogen werden, da bei den übrigen Probanden Seitenventrikelmessungen nicht gelangen.

sind, ist eine sichere Identifikation möglich. Bei Seitenventrikel-Messungen erhebt sich immer die Frage, ob tatsächlich maximale Seitenventrikelbreiten gemessen werden. Die Seitenventrikelbreite nimmt ja in vertikaler Richtung hin zu. Gleichzeitig werden auch die Seitenventrikelwände nach oben zur lateralen Begrenzung hin immer schräger und bieten daher schlechtere Reflexionsbedingungen für den Ultraschall. Dies ist besonders bei jüngeren Erwachsenen zu berücksichtigen, deren Ventrikeltaille noch verhältnismäßig schlank ist. Mit zunehmendem Alter und zunehmender symmetrischer Ventrikelerweiterung aber stehen infolge der Verplumpung der Ventrikeltaille die lateralen Wände der Seitenventrikel im vertexnahen Bereich immer mehr parallel zueinander und zu der seitlichen Schädelwand. Mit zunehmender Ventrikelerweiterung wird also die Chance größer, die maximale Breite beider Seitenventrikel zu ermitteln. Berücksichtigt man diese anatomischen Gegebenheiten, so nimmt es nicht wunder, daß

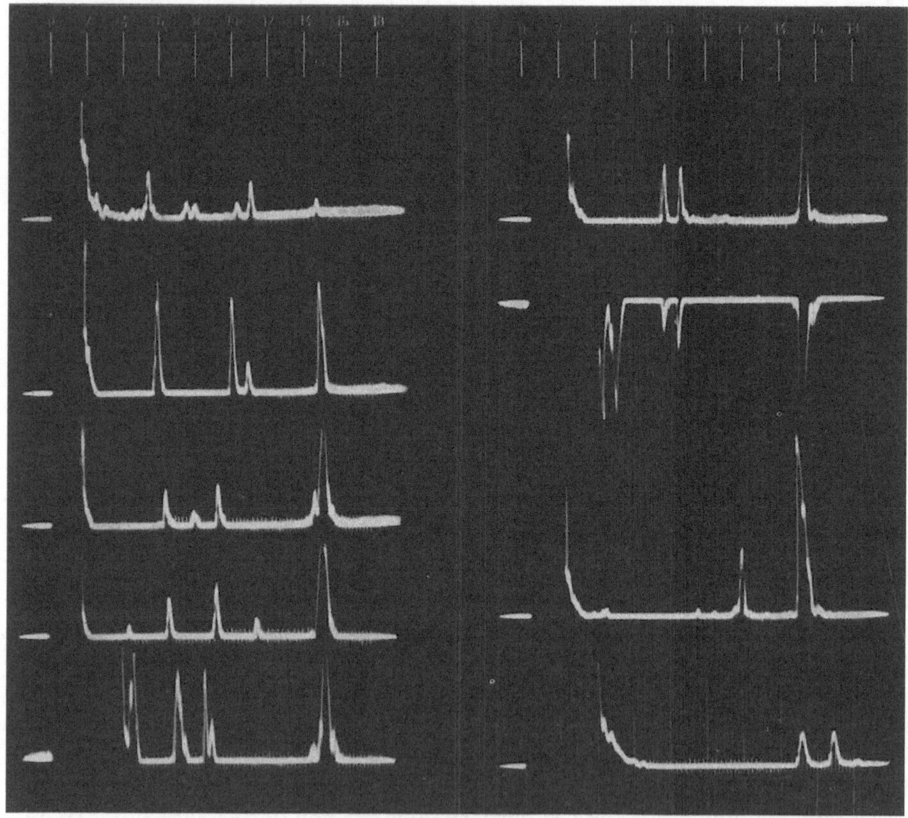

Abb. 31. Echo-Nr. 984/68. Verschiedene Weiten der Seitenventrikel bei einer Versuchsperson. Linke Bildhälfte: von oben nach unten: 1. Trigonumbereich (4a in Abb. 9) = 56 mm, 2. Vorderhörner (1a in Abb. 9) = 42 mm, 3. Cella media-Bereich (2a, 3a in Abb. 9) = 30 mm, 4. und 5. bei mittlerer bzw. tiefer temporaler Beschallung (2b in Abb. 9) = 26 mm bzw. 17 mm. — Rechte Bildhälfte: von oben nach unten: 1. und 2. = 3. Ventrikel = 9 mm (ECHO-max), 3. Temporalhornaußenwandecho, HMI = 2, 3, 4. 3. Ventrikel, „gespreizter Kathodenstrahl", Prüfbereich 9 cm.

wir eben nur in 59,7% unserer Fälle die Seitenventrikel-Echos registrieren konnten. Ähnlich wie bei der Messung des 3. Ventrikels lassen sich bei der Messung der
Seitenventrikel Reflexionsimpulspaare unterschiedlicher Distanz bei der gleichen
Versuchsperson darstellen. Viel mehr aber als bei der Messung der 3. Hirnkammer
hängt hier jedoch die ermittelte Distanz von der Lokalisation des Schallkopfes
ab. Eine minimale Weite messen wir meist bei Beschallung in Höhe der Foramina
monroi. Größere Breiten kann man bei Beschallung der Vorderhörner und der
hinteren Cella media bzw. Trigonum-Abschnitte auf dem Bildschirm darstellen
(Abb. 31). Unseren korrelationsstatistischen Untersuchungen haben wir jedoch
stets das maximale Maß der Seitenventrikel im Cella media-Bereich zugrunde
gelegt. Um die Validität eigener Seitenventrikelmessungen zu prüfen, haben wir
in 55 Fällen die echoencephalographischen und die unverzeichneten pneumencephalographischen Meßwerte miteinander verglichen. In der Abb. 32 sind die

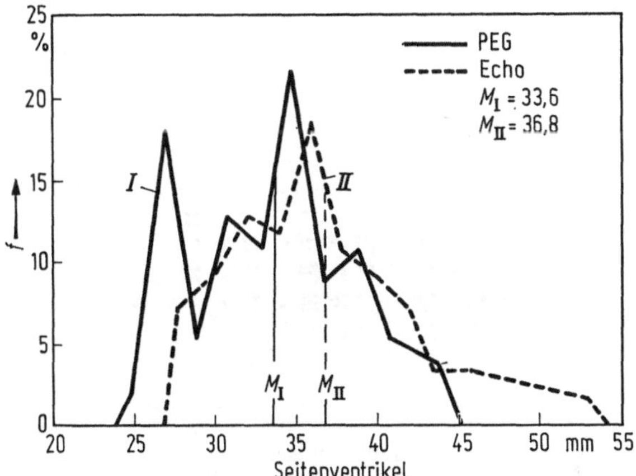

Abb. 32. Kurven der Häufigkeitsverteilungen der höchsten ECHO- und der PEG-Meßwerte
beider Seitenventrikel unter Berücksichtigung einer projektionsbedingten Verzeichnung der
Röntgenbilder von 30%. (N = 55)

Häufigkeitsverteilungen der unverzeichneten pneumencephalographischen und
der echoencephalographischen Seitenventrikelmaße aufgetragen. Der Mittelwertsunterschied beträgt rund 3 mm. Beide Verteilungen unterscheiden sich signifikant
voneinander. (U-Test nach *Mann-Whitney*: $U = 1942$, $z = 2,57$, $p < 0,005$). Das
heißt, daß — statistischen Untersuchungen der Meßergebnisse der 3. Hirnkammer
entsprechend (s. o.) — auch die echo- und pneumencephalographischen Seitenventrikelmaße *metrisch* nicht übereinstimmen: Die ECHO-Maße liegen im Mittel
über den PEG-Maßen. Dieses Ergebnis wurde bereits in einem der vorhergehenden
Kapitel (IV, 1, b) ausführlich diskutiert.

Während ECHO- und PEG-Maße von der Weite der 3. Hirnkammer *hoch*
miteinander korrelierten ($\tau = .69$, s. Abb. 26), ergaben entsprechende korrelationsstatistische Berechnungen für die Seitenventrikel einen weniger hohen Zusammenhang zwischen den Meßwerten beider Methoden. (Kendall-Rank-Korrelation
$\tau = .46$, $p < 0,01$.)

Angesichts der schon erwähnten technischen und anatomischen Unsicherheiten bei der echoencephalographischen Seitenventrikelortung nimmt es nicht wunder, daß sich unsere Seitenventrikelmessungen als nicht so valide erwiesen haben, wie vergleichsweise die Bestimmung des Querdurchmessers der 3. Hirnkammer.

Um die Ergebnisse unserer Seitenventrikel-Messungen weiter abzusichern, haben wir darüber hinaus ihre Beziehung zu den Meßergebnissen der 3. Hirnkammer und der Temporalhörner überprüft.

In einem ersten Schritt wurde der Zusammenhang der größten Breite beider Seitenventrikel mit dem maximalen Querdurchmesser des 3. Ventrikels korrelationsstatistisch berechnet. Schon bei der Betrachtung des Punkteschwarms in Abb. 33 fällt eine Gleichläufigkeit der Meßwerte auf. Korrelationsstatistisch ergab

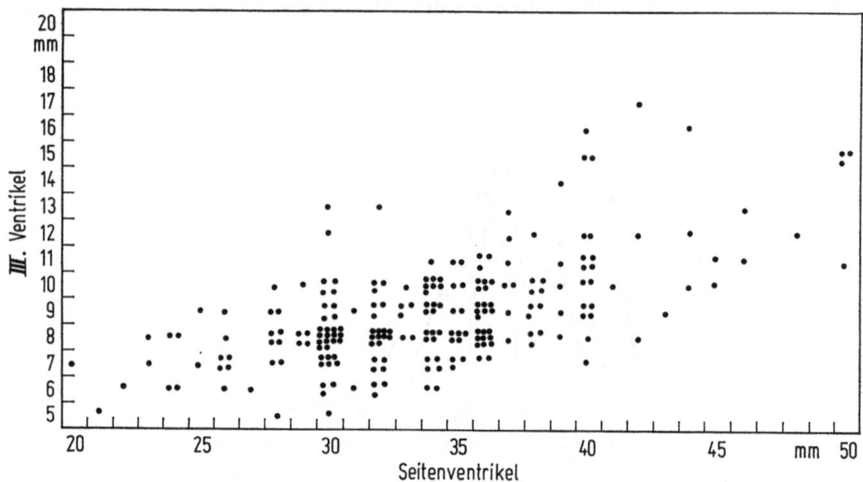

Abb. 33. Zusammenhang zwischen echoencephalographisch bestimmter Weite (ECHO-max) der 3. Hirnkammer (3. Ventrikel) und größter gemessener Breite beider Seitenventrikel (SV). Produkt-Moment-Korrelation $r = 0.62$, $(p < 0{,}01)$, Kendall-Rank-Korrelation $\tau = 0.57$, $(p < 0{,}01)$ N = 221.

sich für die untersuchten 221 Fälle mit $r = 0.62$ bzw. $\tau = 0.57$ (beide Koeffizienten auf dem 1%-Niveau signifikant) bei nicht normal verteilten Meßwertreihen eine bedeutsame Beziehung zwischen dem Breitenmaß des 3. Ventrikels und dem beider Seitenventrikel. *Laubers* Empfehlung, einen 3. Ventrikel-Quotienten (3 VQ) in das Repertoire zur Auswertung von Pneumencephalogrammen aufzunehmen, scheint daher durchaus seine Berechtigung zu haben (s. w. u.). Das Streuungsdiagramm der Abb. 33 zeigt ein Divergieren des Punkteschwarmes mit zunehmender Ventrikeldilatation — ähnlich wie die Diagramme der Maximal- und Minimal-Maße des 3. Ventrikels sowie der Maximal-Maße des 3. Ventrikels und der Hirnmantelindices. Die Diskussion dieses Phänomens erfolgte bereits in den vorangegangenen Abschnitten. In einer weiteren Rechenoperation haben wir die Beziehung zwischen dem Breitenmaß beider Seitenventrikel und dem Hirnmantelindex untersucht. Korrelationsstatistisch ergab sich für 223 Fälle mit $r = 0.50$ bzw. $\tau = 0.53$ (beide Koeffizienten signifikant auf dem 1%-Niveau) bei nicht normal verteilten Meßwertreihen ebenfalls ein bedeutsamer Zusammenhang des Breitenmaßes beider Seitenventrikel mit dem Hirnmantelindex.

Die sehr bemerkenswerten Korrelationen der Meßergebnisse einzelner Ventrikelabschnitte berechtigen zu der Feststellung, daß die Echoencephalographie ein sehr brauchbares Verfahren zur Weitenbestimmung des Hirnkammersystems ist.

Hinsichtlich des im obigen Abschnitt genannten gemischten Krankengutes mag nun der Einwand gemacht werden, die Untersuchungen seien eben an nervlich und psychisch Kranken durchgeführt worden und ihre Ergebnisse seien daher nicht aussagekräftig genug. Tatsächlich enthält ja unser Krankengut Fälle mit deutlichen Ventrikelerweiterungen. (3. Ventrikel: $MW = 9{,}2$ mm, $s = 2{,}0$ mm, $N = 300$. HMI: $MW = 2{,}3$, $s = 0{,}3$, $N = 300$. SV: $MW = 34$ mm, $s = 5$ mm, $N = 221$). Für den Einzelfall läßt sich dies sehr gut an den Punkteschwärmen der Abb. 30 und 33 ablesen. Zudem sind wir — wie schon oben erwähnt — nicht hinlänglich sicher, ob in das Untersuchungsgut nicht doch unbemerkt einige Fälle mit asymmetrischen Ventrikelerweiterungen aufgenommen wurden. Wir hatten bereits darauf hingewiesen, daß leichtere Ventrikelasymmetrien echoencephalographisch so gut wie nie faßbar werden.

Um diese Fehlerquellen möglichst klein zu halten, haben wir aus den genannten 300 Probanden eine „Normalgruppe" ($N = 121$) extrahiert, die der *Laubers* etwa qualitätsgleich ist. Die an dieser „Normalgruppe" durchgeführten Untersuchungen sollen der Überprüfung der Ergebnisse der beiden vorangegangenen Abschnitte dienen. Darüber hinaus sollen die Beziehungen der einzelnen Ventrikelabschnitte zueinander und zu verschiedenen Schädelmaßen rechnerisch ermittelt und mit den Untersuchungsergebnissen *Laubers* verglichen werden.

c) Die Beziehungen einzelner Ventrikelabschnitte zueinander und zum Hirnschädel bei einer „Normalgruppe"

Die diagnostische Zusammensetzung der „Normalgruppe" ($N = 121$) ergibt sich aus Abb. 34. Beide Geschlechter wurden, wie bei *Lauber* (1965), zusammen-

Gruppe	Diagnose	N
I	Neurologische Erkrankungen ohne Ventrikelerweiterungen (Kopfschmerzsyndrom. Meniere, Migräne, beginnende Paresen und MS, Dystrophie-Schäden	31
II	Anfallsleiden (ohne Ventrikelerweiterungen)	26
III	Suchten, Neurosen, Psychopathien (ohne Ventrikelerweiterungen)	24
IV	Durchblutungsstörungen des Gehirns im höheren Lebensalter (65—80 Jahre) ohne über die Altersnorm hinausgehenden Ventrikelerweiterungen	
V	Endogene Psychosen und Randpsychosen ohne Ventrikelerweiterungen	14
VI	Gesunde	5

Abb. 34. „Normalgruppe" N = 121 (aufgeschlüsselt nach Diagnosengruppen).

gelegt. Das Durchschnittsalter betrug 45,1 Jahre (Streuung: 18—74 Jahre). Als diagnostisches Kriterium für die Auswahl dieser „Normalgruppe" dienten uns die vorläufigen Normwerte des 3. Ventrikels für verschiedene Altersgruppen 18- bis über 67jähriger, die von uns an gesunden männlichen Versuchspersonen ermittelt wurden (Abb. 50, 51)[1]. Im Gegensatz zu *Lauber*, dem keinerlei an Gesunden ermittelte „Normalwerte" für die Auswahl seiner „Normalgruppe" zur Verfügung standen, waren wir in der Lage, alle die Fälle aus der Untersuchung auszuschließen, deren 3. Ventrikel-Maße jenseits der ermittelten Normbereiche ($M \pm 2\,\mathrm{s} =$ doppelte Standardabweichung) lagen.

Aus den Echogrammen der 121 Probanden wurden routinemäßig folgende Maße entnommen: größte Breite des 3. Ventrikels, größte Breite beider Seitenventrikel, mit dem Beckenzirkel gemessene größte Schädelbreite im Bitemporalbereich, Strecke $a =$ halbe Schädelbreite minus Kopfwanddicke (K), Strecke $b =$ Temporalhornaußenwand-Echo—End-Echo (s. Abb. 35). Zunächst prüften wir, welche Beziehungen zwischen den einzelnen Maßen bestanden. Diese Rechen-

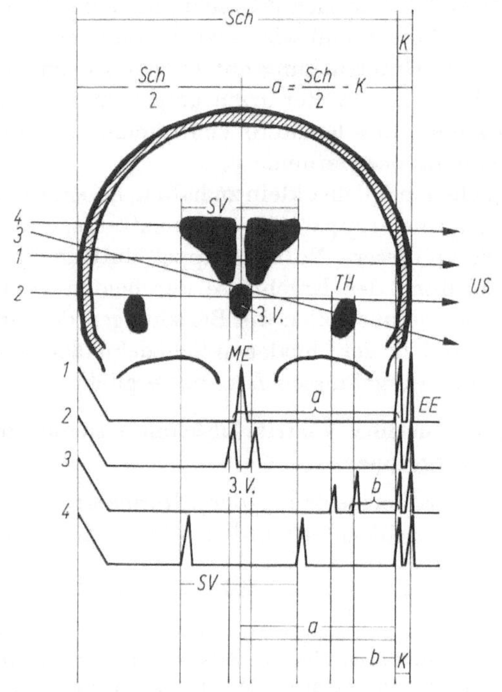

Abb. 35. Einige echoencephalographische Beziehungsmaße des Schädels und des Ventrikelsystems. Sch = größte Schädelbreite, K = Kopfwanddicke, ME = Mittelecho, EE = Endecho. $\frac{\mathrm{Sch}}{2} =$ halbe Schädelbreite, $a = \frac{\mathrm{Sch}}{2} - \mathrm{K}$.
SV = größte Breite beider Seitenventrikel, 3. V. = dritter Ventrikel, TH = Temporalhorn, b = Temporalhornaußenwandecho — Endecho, US = Richtung des Ultraschallstrahlenbündels. Indices: HMI (Hirnmantelindex) $= \frac{a}{b}$ SVQ (Seitenventrikelquotient $= \frac{\mathrm{Sch}}{\mathrm{SV}}$, 3 VQ (3. Ventrikel-Quotient) $= \frac{\mathrm{SV}}{3\,\mathrm{V}}$.

---

[1] Die von unseren Ergebnissen etwas differierenden Normweitenbestimmungen des 3. Ventrikels von *Feuerlein* und *Dilling* (1967), *Huber* u. *Patiri* (1967), *Betz* u. *Huber* (1968), *Huber*, *Betz* u. *Kleinöder* (1968), *Schüttler* u. *Huber* (1969) (Abb. 56) bleiben hierbei unberücksichtigt.

operationen erschienen notwendig, um den Nachweis einer Berechtigung für die Aufstellung von Ventrikel-Quotienten überhaupt zu führen. Mit korrelationsstatistischen Methoden haben wir folgende Beziehungen untersucht:

Sch: SV (größte Schädelbreite (Außenmaß) zu größter Breite beider Seitenventrikel (= *Schiersmann*-Index).

Sch: 3. Ventrikel (größte Schädelbreite zu größter Breite des 3. Ventrikels ($N = 100$ gesunde Männer)).

Sch: Alter ($N = 100$ gesunde Männer).

$a:b$ (Halbe Schädelbreite minus Kopfwanddicke zu Strecke Temporalhornaußenwand-Echo—Endecho).

b : 3. Ventrikel

b : SV,

3. Ventrikel: HMI

3. Ventrikel: SV

HMI: SV

Zunächst interessierte uns ganz besonders, ob eine Abhängigkeit der Maße a und b voneinander besteht. *Kazner* und *Schiefer* (1966), die aus den Maßen a und b den Hirnmantelindex errechneten, hatten erstmals auf die klinische Brauchbarkeit dieses Quotienten hingewiesen. Man könnte diesen Index in Frage stellen, wenn man postulierte, die Strecke $b =$ TH—EE sei bei symmetrischen Erweiterungen des Ventrikelsystems — somit auch des Temporalhorns (Verringerung von b!) — die allein bestimmende Größe. Unseren Berechnungen zufolge korreliert b aber nicht sehr hoch mit der maximalen Weite des 3. Ventrikels ($r = -0.38$, $p < 0,01$)[1] und sogar nur ganz schwach und nicht signifikant mit der größten Breite der Seitenventrikel ($r_s = 0.13$, $\tau = 0.11$)[2]. Dagegen errechneten wir eine sehr bedeutsame Beziehung der Größen a und b zueinander ($r_s = 0.48$, $p < 0,001$, $r = 0.50$, $r_{corr} = 0.74$)[3], so daß die mathematische Forderung, Indices nur dann aufzustellen, wenn ihre Nenner und Zähler variabel sind, hier erfüllt ist. Die Größe b allein stellt sich also als ein ungenügendes Beziehungsmaß für die Temporalhornerweiterung heraus, weil sie mitbestimmt wird von dem Maß a — der halben Schädelbreite abzüglich der Kopfwanddicke. Mit unseren Untersuchungen haben wir damit rechnerisch die Existenzberechtigung des Hirnmantelindex und seine klinische Brauchbarkeit nachgewiesen.

Die bedeutsame Korrelation zwischen a und b besagt nun, daß der Abstand Temporalhornaußenwand—Kopfwand deutlich zunimmt, wenn auch die halbe Schädelbreite ($-K$) sich vergrößert und umgekehrt; d. h. mit anderen Worten: je breiter der Schädel, desto größer wird auch der Abstand der inneren Liquorräume von der Kalotte. Damit würden wir jedoch implizieren, daß zu einem großen Gehirnschädel nicht unbedingt ein großes Ventrikelsystem gehörte. Tat-

---

[1] Die negative Korrelation minus 0.38 besagt: je größer das Maß des 3. Ventrikels, desto kleiner die Strecke b. Mit zunehmender allgemeiner Ventrikelerweiterung hat sich auch die Temporalhornaußenwand der Kalotte genähert.

[2] r_s = Korrelation nach *Spearman* für nicht normal verteilte Meßwertreihen.

[3] r_s = Rank-Korrelation nach *Spearman* umgerechnet auf r_{xy} = Produkt-Moment-Korrelation nach *Pearson* mittels Geigy-Tabellen. r_{corr} = correction for attenuation (Minderungskorrektur). Der oben im Text genannte Korrelationskoeffizient $r_{corr} = 0.74$ errechnet sich durch $r_{xy}/r_{xx} = 0,497/0,67$.

sächlich haben wir auch nur sehr schwache Beziehungen zwischen größter Schädelbreite und dem Ausmaß der inneren Liquorräume errechnen können (Sch: 3. Ventrikel $= r_s = 0.25$, nicht signifikant, Sch:SV $= r_s = 0.18$, $p < 0,05$, $r = 0.19$, $r_{corr} = 0.24$). Zu ganz ähnlichen Ergebnissen kam *Lauber*. Er errechnete für Sch:SV $= r = 0.24$, $N = 518$). Trotz eines solch schwachen Zusammenhanges glaubt *Lauber* sich — allerdings wohl mit Einschränkungen — berechtigt, mit einem dem Schiersmann-Index fast gleichen Quotienten — dem SVQ (Seitenventrikelquotient = größtes bitemporales Schädelinnenmaß zu größter Breite beider Seitenventrikel) praktisch zu arbeiten. Unseres Erachtens ist dieser Quotient überflüssig, weil die Größe Sch eine nur sehr schwache und schon gar nicht altersbedingte ($\tau = -0.0094$, $N = 100$ gesunde Männer) Variable ist und der Quotient ganz vorwiegend von der Größe SV bestimmt wird. Da bekannt ist, daß das Ventrikelsystem mit zunehmendem Alter dilatiert (*Feuerlein* und *Dilling* (1965),

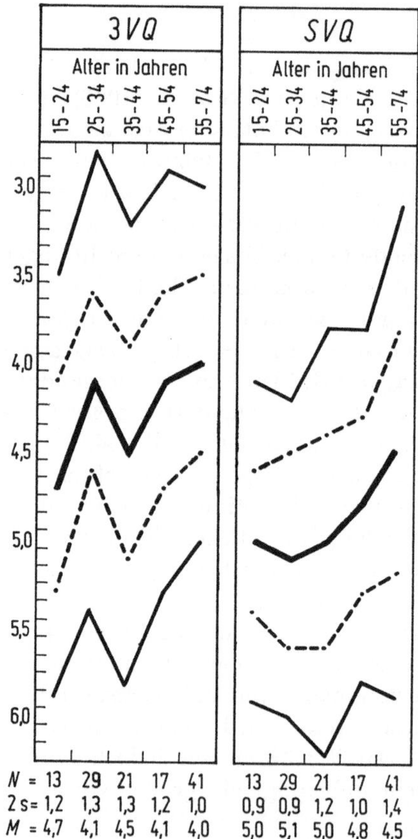

Abb. 36. Graphische Darstellung der Mittelwerte (M), der ± 2 s und ± 1 s-Grenzen der 3 VQ und SVQ bei 121 Probanden nach Altersgruppen.

Lauber (1965), *Huber* und *Patiri* (1967), *Huber, Betz* und *Kleinöder* (1968), *Krüger, Zumpe, Veltin*) (1967a), nimmt es nicht wunder, daß auch die von uns errechneten SVQ wie bei *Lauber* mit steigendem Alter kleiner werden (Abb. 36). Wesentlich wertvoller scheint uns ein 3. Ventrikel-Quotient $\left(= \dfrac{SV}{3.V}\right)$ zu sein, zumal hier die Breitenmaße des 3. Ventrikels und der Seitenventrikel bedeutsam miteinander in Beziehung stehen (für unsere „Normalgruppe" $N = 121$, $\tau = 0.57$, $p < 0.01$, $r_s = 0.49$, $p < 0,001$, $r = 0.51$, $r_{corr} = 0.76$). Zwischen Seitenventrikel und 3. Ventrikel dissoziierende Erweiterungen spiegeln sich dann in diesem Index empfindlich wieder und können schnell als normwidrig erkannt werden (z. B. 60jähriger Mann, SV = 40 mm, 3. Ventrikel = 15 mm, 3. VQ = $\dfrac{40}{15}$ = 2,7. Normbereich der Altersgruppe (Abb. 36) doppelte Standardabweichung $+ 2$ s bis -2 s $= 3,0\text{—}5,0$).

Die hohe Empfindlichkeit dieses Quotienten birgt aber zugleich große Fehlermöglichkeiten in sich. Das sei an einem Beispiel vorgerechnet. Bei einem Probanden werden folgende Meßwerte ermittelt: SV = 30 mm, 3. Ventrikel = 7 mm, 3. VQ = 4,28. Bei einem Meßfehler von nur ± 1 mm:

$$3.\ VQ = \quad \boxed{\dfrac{30}{7} = 4{,}28} \qquad \dfrac{31}{7} = 4{,}43 \qquad \dfrac{29}{7} = 4{,}14$$

$$\dfrac{30}{6} = 5{,}00 \qquad \boxed{\dfrac{31}{6} = 5{,}16} \qquad \dfrac{29}{6} = 4{,}63$$

$$\dfrac{30}{8} = 3{,}77 \qquad \dfrac{31}{8} = 3{,}85 \qquad \boxed{\dfrac{29}{8} = 3{,}62}$$

schwankt der 3. Ventrikel-Quotient von 3,62 bis 5,16 = 1,54, d. h. die Schwankungsbreite bei einem möglichen Meßfehler von ± 1 mm übertrifft noch das Ausmaß der doppelten Standardabweichung (s. Abb. 37). Derselbe Fehler ist vergleichsweise für den HMI (Schwankung: $2,13 - 2,34 = 0,21$, 2 s $= 0,33$) oder für den SVQ (Schwankung: $4,67 - 5,03 = 0,36$, 2 s $= 1,64$) weniger schwerwiegend. Mit noch größeren Fehlermöglichkeiten bei der Ausmessung von Ventrikelabschnitten dürfte die Pneumencephalographie belastet sein, da auf den Röntgenbildern wegen der bekannten Unschärfen zwischen luftgefüllten Kammern und Gehirn oft nur sehr schwer auf den Millimeter genau abgelesen werden kann. Dies mag mit ein Grund dafür sein, daß unsere Ventrikel-Quotienten nicht mit den von *Lauber* angegebenen verglichen werden können. Darüber hinaus sei darauf hingewiesen, daß dem Seitenventrikel-Quotient *Laubers* das Innenmaß des Schädels, unserem SVQ (*Schiersmann*) jedoch das Außenmaß des Schädels zugrunde liegt (Abb. 37). Hinzu kommt noch der von *Lauber* nicht berücksichtigte Faktor der projektionsbedingten Verzeichnung der Röntgenbilder. Trotz dieser

	15 24		25 34		35 44		45 54		55 74	
	M	s	M	s	M	s	M	s	M	s
SVQ	4,85	0,93	4,72	0,72	4,77	0,93	4,7	1,04	4,19	1,0
3 VQ	7,03	2,1	6,82	2,01	6,05	1,9	6,24	2,07	6,37	259

Abb. 37. Übersicht über die Mittelwerte (M) und die einfachen Standardabweichungen (s) der 3 VQ (3. Ventrikelquotienten) und der SVQ (Seitenventrikelquotienten) nach Altersgruppen (nach *Lauber*).[1]

---

[1] *Lauber:* „Das Pneumencephalogramm", J. A. Barth, München: 1965, p. 63.

Unstimmigkeiten zeigt sich bei beiden Untersuchungsreihen die Tendenz der Quotienten, sich mit zunehmendem Alter zu verringern.

Schließlich haben wir die bei der gemischten Krankengruppe $N = 300$ errechneten Beziehungen:

$$3.\,\mathrm{V}\!\!-\!\!\mathrm{SV}$$
$$\diagdown\mathrm{HMI}\diagup$$

bei unserer „Normalgruppe" ($N = 121$) überprüft. Die Berechnungen lieferten folgende Ergebnisse:

$$3.\,\mathrm{V.:SV} = \tau = 0.57\ (p < 0{,}01)$$
$$3.\,\mathrm{V.:HMI} = \tau = 0.77\ (p < 0{,}001)$$
$$\mathrm{HMI:SV} = \tau = 0.53\ (p < 0{,}001)$$

Beim Vergleich mit den Rechenergebnissen aus der gemischten Gruppe (s. o.) ($N = 300$) fällt auf, daß die Koeffizienten nicht wesentlich voneinander abweichen. Wir dürfen daraus folgern, daß man die Beziehungen einzelner Ventrikelabschnitte zueinander auch aus einem genügend großen Krankengut *mit* Ventrikelerweiterungen sicher genug errechnen kann und Validitätsuntersuchungen nicht unbedingt an Gruppen Gesunder vorgenommen werden müssen. Die Fälle mit dissozierten Hirnkammererweiterungen fallen in einem so großen Untersuchungsgut zumindest nicht grob störend ins Gewicht.

3. Die Auswirkungen der lumbalen Luftfüllung (PEG) auf das Echoventrikologramm

Die Untersuchung des luftgefüllten Ventrikelsystems mit dem Ultraschall-Echoverfahren erscheint zunächst problematisch, da der Ultraschall nach den Lehrsätzen der Akustik an Grenzflächen zwischen festen und fasförmigen Medien praktisch total reflektiert wird. *Güttner, Schiefer* und *Kazner* (1967) beobachteten in eigenen Versuchen die Ultraschalltotalreflexion bei Beschallung luftgefüllter Hirnkammern. *Ford* und *Ambrose* (1963) nutzten dieses Phänomen, um den Eintritt der Luft in die 3. Hirnkammer während einer Pneumencephalographie zu kontrollieren. Bei diesen Versuchen entstanden hochamplitudige Auslenkungen des Kathodenstrahles auf dem Bildschirm des Echoencephalographen. Die Autoren konnten durch vergleichende Messungen am Echogramm und am Röntgenbild nachweisen, daß die hochamplitudigen Echoreflexionsimpulse von der schallkopfnahen Wandung des 3. Ventrikels bzw. des Seitenventrikels (SV) ausgingen. Von schallkopffernen Ventrikelwänden konnten sie keine Reflexionen mehr empfangen. *Schiefer* und *Kazner* gelangten daher zu der Auffassung, daß die echoencephalographische Untersuchung unmittelbar nach einer Luftfüllung keinerlei Erfolgschancen habe.

Eigene Untersuchungen haben nun aber gezeigt, daß lediglich bei der Beschallung *während* der Luftfüllung große Kathodenstrahlauslenkungen im Sinne einer Totalreflexion auf dem Bildschirm entstehen:

Zur Zeit des Luft-Liquoraustausches und der Luftfüllung der 3. Hirnkammer beim sitzenden Probanden können wegen Eintretens der Totalreflexion keine verwertbaren Echoventrikulogramme aufgenommen werden (Abb. 38). Unterbricht man aber die Luftfüllung (und bewegt womöglich den Kopf der Versuchs-

person leicht hin und her), kann man die 3. Hirnkammer echoencephalographisch
wieder voll darstellen, wie es das Beispiel in der Abb. 38 verdeutlicht. Durch die
Kopfbewegungen tritt ein großer Teil der in der 3. Hirnkammer enthaltenen Luft
in die Seitenventrikel über und der jetzt größtenteils wieder liquorhaltige Hohl-
raum wird in Form der für ihn charakteristischen „Doppelzacke" auf dem Bildschirm sichtbar.

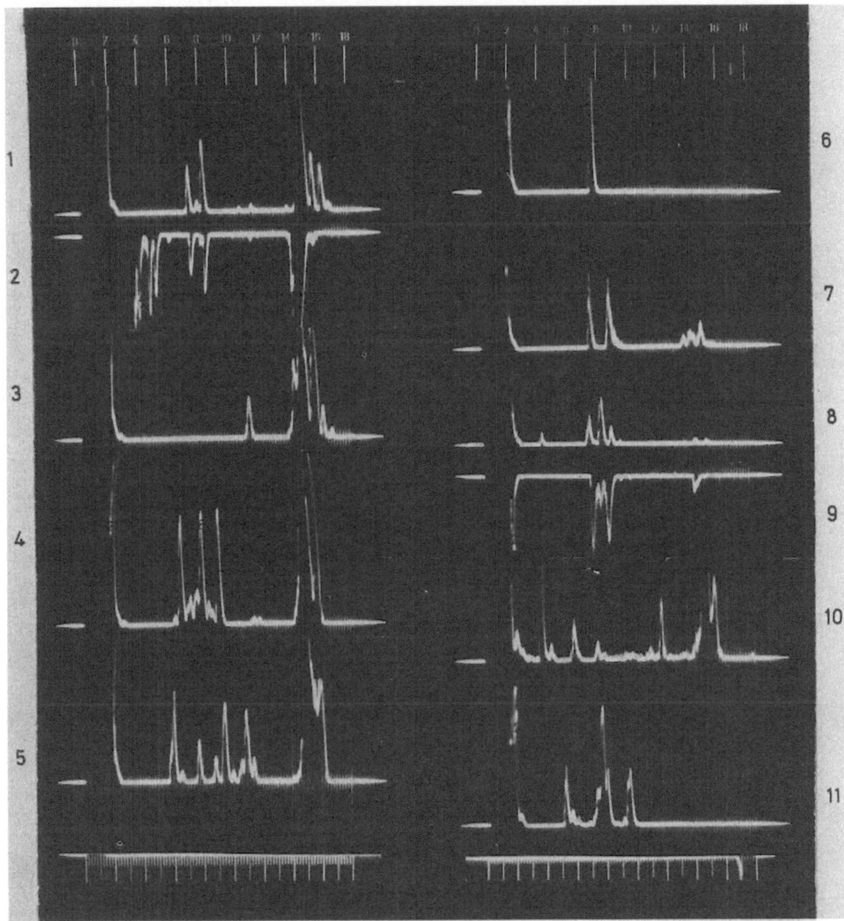

Abb. 38. Echo-Nr. 1009/58. Vor lumbaler PEG: Linke Bildhälfte 1 und 2: 3. Ventrikel,
maximal 9 mm. 3: Temporalhornaußenwandecho, HMI (Hirnmantelindex) = 2,3; 4: Seitenventrikel = 26 mm, 5: Seitenventrikel = 36 mm. Während lumbaler Luftfüllung: Rechte
Bildhälfte: 6: Totalreflexion des Ultraschalls an der schallkopfnahen Wand des 3. Ventrikels.
7: Darstellung des 3. Ventrikels nach Unterbrechung der Luftfüllung und Hin- und Her-
bewegen des Kopfes, maximale Weite = 13 mm. Nach der PEG: 8 und 9: 3. Ventrikel
20 Min. nach Luftfüllung (Liquor: 10 ml, Luft: 25 ml) maximal 15 mm. 10: Temporalhornaußenwandecho, HMI = 2,4; 11: Seitenventrikel = 42 mm. PEG: 3. Ventrikel = 11 mm (unverzeichnet: 8,5 mm) Seitenventrikel = 45 mm (unverzeichnet: 35 mm) (nach *H. Krüger*).[1]

---

[1] *H. Krüger:* Nervenarzt **40**, 566 (1969).

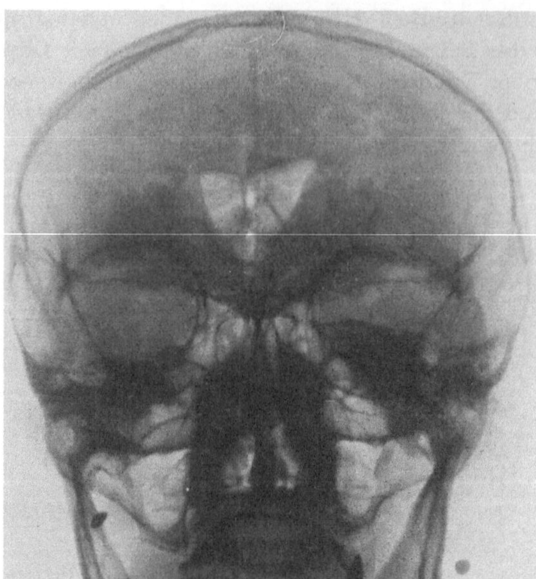

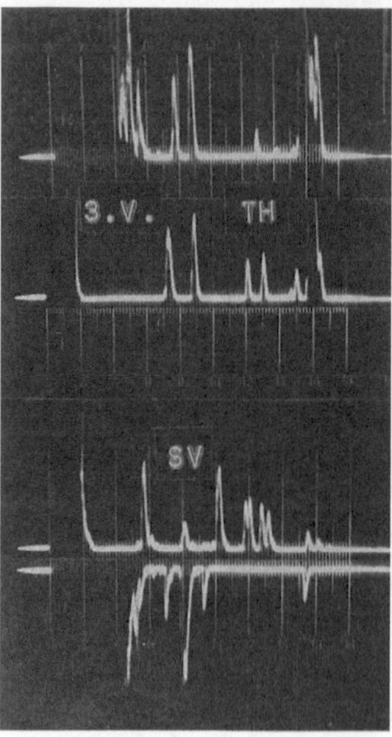

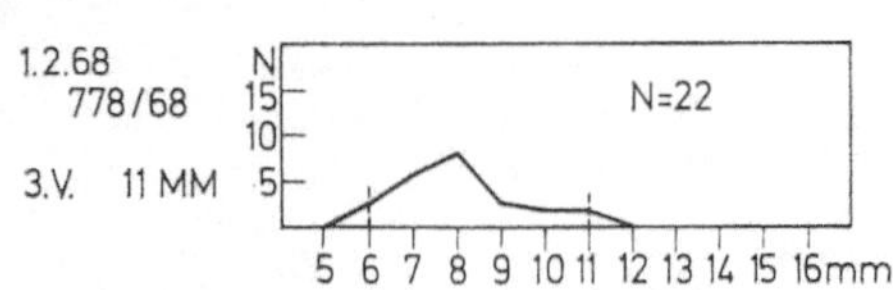

12.2.68
789/68

.V.   16 MM
HMI 2.9.

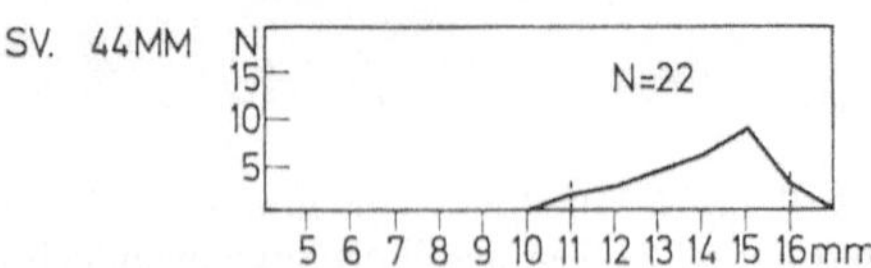

Abb. 39. 61jähriger Mann. Polyvalente Sucht. Delir. PEG vom 12. 2. 68: 3. Ventrikel = 14 mm (unverzeichnet = 10,8 mm); Seitenventrikel = 40 mm (unverzeichnet = 31 mm). Echoencephalogramm Nr. 778 und 789/68 (12 Tage vor und unmittelbar nach der PEG): Meßdaten s. Bild. N = Summe aller von der Weite des 3. Ventrikels gewonnenen echoencephalographischen Querdurchmesser (nach *H. Krüger*).[1]

____

[1] *H. Krüger:* Nervenarzt **40**, 567 (1969).

Fast regelmäßig sind echoencephalographisch Ventrikeldarstellungen wieder möglich, wenn der Proband nach erfolgtem Luft-Liquoraustausch auf den Röntgentisch gelagert wird. In Hinterhauptslage des Schädels (für a-p-Aufnahmen und echoencephalographische Untersuchungen) strömt die Luft in die frontalen Anteile des Ventrikelsystems und die darunter, occipital gelegenen Abschnitte füllen sich wieder mit Liquor. Bei den von uns üblicherweise verabreichten Luftmengen (30—40 ml) sind auf den seitlichen Polaufnahmen in Hinterhauptslage in der Regel nur die frontalen Anteile der Vorderhörner und $^1/_4$ bis $^1/_3$ der 3. Hirnkammer abgebildet. Bei der in unserem Hause geübten Technik (s. S. 28) bleibt also der größte Anteil der Seiten- und des 3. Ventrikels liquorgefüllt und daher echoencephalographischen Messungen zugänglich.

Nun hatten wir im Rahmen früherer ECHO-PEG-Vergleichsuntersuchungen (*Krüger, Thomas, Zumpe, Veltin* (1968) und *Krüger, Zumpe, Veltin* (1967, b)) bei der Ableitung von Echoventrikulogrammen kurz nach der Pneumencephalographie in einzelnen Fällen die Erfahrung gemacht, daß sich die Reflexionsimpulspaare von den Ventrikelwänden auf dem Bildschirm erstens durch eine höhere Amplitude und zweitens durch eine größere Distanz im Vergleich zu echoencephalographischen Voruntersuchungen auswiesen. Die Abb. 39 ist ein Beispiel dafür, wie die Distanz der Reflexionsimpulspaare des 3. Ventrikels von der Erstuntersuchung am 1. 2. 1968 von 11 mm auf 16 mm am 12. 2. 1968 — unmittelbar nach der Pneumencephalographie — zugenommen hatte. Bei einem früheren Vergleich echoencephalographischer und pneumencephalographischer Querdurchmesser der 3. Hirnkammer (*Krüger, Thomas, Zumpe, Veltin* (1968)) lagen die echoencephalographisch größten Querdurchmesser (ECHO-max) regelmäßig 2 bis 3 mm über den korrigierten (unverzeichneten) pneumencephalographischen. Nun aber, — bei Untersuchungen sofort nach der Luftfüllung — unterschieden sich die Ventrikel-Meßwerte beider Methoden über das genannte Maß hinaus viel stärker. Wir müssen uns nun die Frage stellen, wie die echoencephalographisch gefundene Ventrikelerweiterung kurz nach erfolgter Luftfüllung der Hirnkammern zu erklären ist. Wohl die meisten, mit der Praxis der Pneumencephalographie vertrauten Untersucher sind der Meinung, daß mit den üblicherweise verwandten Luftmengen von einer ,,Aufblähbarkeit'' der Ventrikel, wie *Goette* (1929) sie vertrat, nicht gesprochen werden könne (*Lauber* (1965), *Schiersmann* (1952), *Kehrer* (1955), *Huber* (1957)), weil die ,,Überlauffunktion'' (*Kehrer*) der engen Öffnungen am caudalen Ende des 4. Ventrikels dies verhindere. Nun hat es bis heute keine Untersuchungsmethode gegeben, die imstande gewesen wäre, die theoretische Frage einer Volumenzunahme der Ventrikel nach Lufteingabe im Überdruck zu überprüfen. Hier bietet sich also die Echoencephalographie als sehr valides Meßverfahren geradezu an.

Methodisch sind wir der Frage der Ventrikelerweiterung nach lumbaler Luftfüllung wie folgt nachgegangen:

20 Patienten, die im Monat Juni 1968 routinemäßig luftencephalographiert wurden, haben wir unmittelbar *vor* dem Eingriff (ECHO I), sofort nach der Pneumencephalographie (ECHO II), sowie am 5. Tag (ECHO III) und am 10. Tag (ECHO IV) systematisch echoencephalographisch untersucht. Dabei dokumentierten wir fotografisch (Robot-Star-Kamera)

1. den größten (ECHO-max)

2. den kleinsten (ECHO-min) Querdurchmesser der 3. Hirnkammer,

3. das Temporalhornaußenwandecho für die Errechnung des Hirnmantelindex (HMI) nach *Schiefer* und *Kazner* und

4. die größte Breite beider Seitenventrikel (SV) im vorderen Cella-media-Bereich.

Bei jeder der $20 \times 4 = 80$ Einzeluntersuchungen wurden im Durchschnitt 19 fotografische Aufnahmen vom Ventrikelsystem angefertigt. Insgesamt fielen auf diese Weise 1520 Ventrikulogramme an. Alle Probanden wurden sitzend lumbal luftgefüllt, liegend geröntgt und echoencephalographiert. Die Beschallung wurde in Hinterhauptslage an leicht zur Seite geneigtem Kopf vorgenommen. Beim Meßwertvergleich haben wir für das Pneumencephalogramm die unverzeichneten Ventrikelmaße zugrunde gelegt (PEG II in Abb. 40). Im Überdruckverfahren wurden dann zwischen 5 und 50 ml Liquor ($M = 31$ ml) gegen 15 bis 60 ml ($M = 36$ ml) Luft ausgetauscht.

	III. Ventrikel						Hirnmantelindex			Seitenventrikel		
	max.			min.								
FRIEDMANN-Test	$x^2 = 13,08$ df 3 <1%			$x^2 = 9,935$ df 3 <2%			$x^2 = 9,65$ df 3 <5%			$x^2 = 10,94$ df 3 <2%		
WILCOXON	T	N	<%	T	N	<%	T	N	<%	T	N	<%
Echo I : II	15	15	1	12	16	1	10	15	1	25,5	16	5
II : III	4	15	1	18	17	1	0	9	1	26	15	6
II : IV	9,5	16	1	10	14	1	5,5	14	1	21	18	1
I : III	39	13	n.s.	28	12	n.s.	42	13	n.s.	56,5	17	n.s.
I : IV	39,5	14	n.s.	49	14	n.s.	23,5	12	n.s.	45,5	17	n.s.
III : IV	21	12	n.s.	21,5	11	n.s.	8,5	8	n.s.	28	17	2
Mittelwerte — PEG I	8,45			—			—			41,9		
II	6,52			—			—			32,3		
Echo I	8,35			5,9			2,24			34,1		
II	9,8			6,8			2,31			36,7		
III	8,5			5,9			2,25			34,9		
IV	8,15			5,95			2,21			33,2		

Abb. 40. ECHO I = unmittelbar vor PEG, ECHO II = unmittelbar nach PEG, ECHO III = 5. Tag nach PEG, ECHO IV = 10. Tag nach PEG. PEG I = pneumencephalographische Meßwerte des 3. Ventrikels und der Seitenventrikel ohne Berücksichtigung der projektionsbedingten Verzeichnung. PEG III = PEG-Meßwerte unter Berücksichtigung einer projektionsbedingten Verzeichnung von Röntgenbildern von 30%. < % = Signifikanzniveau. HMI = Hirnmantelindex, n. s. = nicht mehr signifikant a. d. 5%-Niveau: > 5% (p > 0,05) (nach *H. Krüger*).[1]

---

[1] *H. Krüger:* Nervenarzt **40**, 569 (1969).

Die Ergebnisse der Voruntersuchungen berechtigten zu der Annahme, daß die Veränderungen im Echoventrikulogramm besonders dann statistisch signifikant werden, wenn die Echo-Untersuchung unmittelbar im Anschluß an die Pneumencephalographie erfolgt und daß diese Veränderungen bei Kontrollen am 5. und 10. Tag nach der Luftfüllung mit zunehmender Resorption der Luft aus den Liquorräumen wieder verschwinden.

Die Ergebnisse der statistischen Aufbereitung der echo- und pneumencephalographischen Meßwerte zeigt Abb. 40, Die *Friedmann* „two way analysis of variance" ergab, daß hinsichtlich aller genannter Ventrikelabschnitte Unterschiede zwischen den Meßwerten ECHO I bis IV bestehen (oberer Teil der Tabelle in Abb. 40). Es galt daher aufzuzeigen, auf welche der Echo-Untersuchungen I bis IV diese Unterschiede zurückzuführen waren. Hierzu bedienten wir uns des *Wilcoxon* „matched pairs signed-ranks Test". Dieser Test geht von den Mittelwertsunterschieden aus und entspricht dem parametrischen *t*-Test für Paardifferenzen. Dieser Test wies signifikante Unterschiede zwischen ECHO II und I, II und III, II und IV auf:

1. Für den 3. Ventrikel auf dem 1%-Niveau,
2. für den Hirnmantelindex (HMI) auf dem 1%-Niveau,
3. für die Seitenventrikel auf dem 5- bzw. auf dem 6%-Niveau.

Zwischen ECHO I und III, I und IV, III und IV bestanden keine signifikanten Unterschiede hinsichtlich der genannten Ventrikelabschnitte (mittlerer Teil der Tabelle in Abb. 40). Bei der Betrachtung der Mittelwerte (unterer Teil der Tabelle in Abb. 40) fällt auf, daß die echoencephalographischen Meßwertunterschiede zwischen ECHO I bis IV lediglich zu Lasten der unmittelbar *nach* der Pneumencephalographie durchgeführten ECHO-II-Untersuchung gehen. Wir finden hier eine signifikante Erhöhung der Echomeßwerte des 3. Ventrikels, des Seitenventrikels und des Hirnmantelindex (HMI) gegenüber den *vor* und den am 5. bzw 10. Tag *nach* der Pneumencephalographie aufgenommenen Echogrammen. Bereits am 5. Tag nach der Pneumencephalographie sind die Ausgangswerte annähernd wieder erreicht.

Angesichts der beschriebenen Meßwertdifferenzen zwischen den *vor* und *nach* der Pneumencephalographie aufgenommenen Echoventrikulogrammen haben wir korrelationsstatistisch die Beziehungen zwischen der im Überdruckverfahren verabfolgten Luftmenge (Luft-Liquor-Differenz) und der Meßwertdifferenz für den 3. Ventrikel, den Seitenventrikel und den Hirnmantelindex aus ECHO I und ECHO II untersucht.

Dabei ergab sich für die 3. Hirnkammer mit $\tau = 0.40$ ($p < 0{,}01$) (Abb. 41) immerhin ein bemerkenswerter Zusammenhang zwischen der im Überdruck insufflierten Luftmenge und der echoencephalographisch gemessenen Ventrikelerweiterung. Niedriger, aber noch signifikant, korrelierte die Luft-Liquor-Differenz mit dem Ansteigen des Hirnmantelindex ($\tau = 0.28$, $p < 0.05$) und der Seitenventrikeldilatation ($\tau = 0.32$, $p < 0{,}05$).

Fliege, Backmund u. *Fuerlein* (1968) sind ebenfalls der Frage einer Größenänderung des Ventrikelsystems nach einer Pneumencephalographie nachgegangen. Beim Vergleich von 45 echoencephalographischen Meßwerten der 3. Hirnkammer, die vor und unmittelbar nach der Luftfüllung gewonnen wurden, fanden sie keine Hinweise für eine signifikante Größenänderung des Hirnkammersystems. (Für

4*

die statistische Analyse wurde die lineare Regression der ECHO-Werte vor der PEG zu den ECHO-Werten nach der PEG berechnet, wobei der Produkt-Moment-Korrelationskoeffizient als Gradmesser der Linearität diente ($r = 0.94$)).

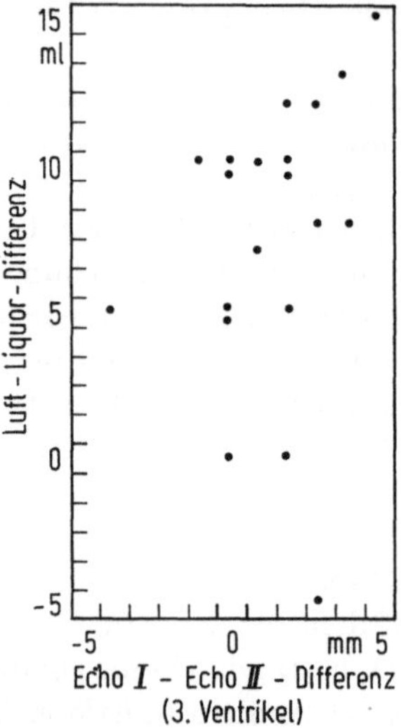

Abb. 41. Zusammenhang zwischen Luft-Liquor-Differenz (ml Luft im Überdruckverfahren bei der Pneumencephalographie) und Differenz der Echomeßwerte von der Weite des 3. Ventrikels vor (ECHO I) und nach (ECHO II) der lumbalen Pneumencephalographie. Kendall-Rank-Korrelation $\tau = 0.40$, (p < 0,01) (nach *H. Krüger*).[1]

In der Studie finden sich leider keine Angaben darüber, ob, wie bei uns, mit dem PEG-Überdruckverfahren gearbeitet wurde, oder ob etwa gleiche Luft-Liquormengen ausgetauscht wurden. So fehlen in der Arbeit auch entsprechende korrelationsstatistische Untersuchungen über die Beziehungen zwischen verabfolgten Luftmengen und Echomeßwertdifferenzen.

Wie ist nun die in der vorliegenden Studie echoencephalographisch nachgewiesene, signifikante Erweiterung des Hirnkammersystems nach der Überdruck-Pneumencephalographie zu interpretieren?

Wie wir wissen, ist der Liquor, wie die meisten Flüssigkeiten, physikalischen Gesetzen zufolge praktisch *inkompressibel* und *mengenbeständig*. *Lickint* hat 1968 in seiner Arbeit über den Zweck des Liquorsystems hervorgehoben, daß der Liquor als „physiologisches Autonomiesystem" die Konstanz des effektiven arteriellen Druckes durch die Möglichkeit des Druckausgleichs garantiert. Druckänderungen des Liquorsystems pflanzen sich über die Hirnkammern fort und übertragen sich von innen auf den Gewebsdruck des Gehirns und seiner Häute. *Lickint* bezeichnet die Hirnventrikel als sinnvoll gestaltete „Innendruckkammern", die eine Angleichung des physikalischen Gewebsdrucks aller Hirnteile, beispielsweise an hydrostatische Blutdruckänderungen, erlauben. Neuere, methodisch exakte Untersuchungen von *Vetter* (1968) über die Liquordynamik bestätigen, daß die Liquordruckwerte von der Atmung, dem Blutdruck, der cerebralen Durchblutung und der Körperhaltung abhängig sind, und daher physiologisch schon stark schwanken. Nach *Vetter* dürften in der knöchernen Umhüllung des Gehirns und des Rückenmarks Ventrikelsystem, Hirnsubstanz und Hirnhäute die Liquordruck-

---

[1] *H. Krüger:* Nervenarzt **40**, 570 (1969).

schwankungen im Sinne einer *Windkessel*funktion auffangen, indem sie sich entsprechend dehnen. Angesichts der Inkompressibilität des Liquors kann das Liquorgefäß Druckänderungen nur durch *Dehnung seiner Wandungen* ausgleichen.

Gibt man nun Luft im Überdruck in das in sich geschlossene Nervenwassersystem, dann muß es sich trotz der Kompressionsfähigkeit der Luft dehnen, da es ja in jedem Fall einen Druck- und Volumenzuwachs erfährt. Dies um so mehr, als sich die Luft bei ihrer Erwärmung im Liquorraum nach dem Gay-Lussacschen Gesetz ausdehnt! Nach der Monro-Kellie-Hypothese (die Summe aller Volumina der Schädelhöhle und des Wirbelkanals bleiben konstant) hieße das, daß der künstlich erzeugte Überdruck im Liquorsystem sich auf Hirn, Blutgefäße und Hirnhäute überträgt, die ihrerseits wiederum für eine adäquate Druckentlastung (z. B. Kompression der Abflußvenen) sorgen.

Der von uns korrelationsstatistisch errechnete, bemerkenswerte Zusammenhang zwischen der im Überdruckverfahren lumbal verabfolgten Luftmenge und der echoencephalographisch meßbaren Ventrikeldilatation spricht für einen solchen Druck- und Volumenzuwachs im Hirnkammersystem. Obgleich unsere Ergebnisse durch eine gewisse technisch bedingte Ungenauigkeit bei der Angabe ausgetauschter Luft-Liquormengen belastet sind, stützen sie die Goettesche Hypothese (1929) von der „Aufblähbarkeit" der Hirnventrikel. Sie ermöglichen auch erstmals eine Aussage über den Grad der Dehnbarkeit der Hirnkammern. Gemeinsam mit der Vetterschen fortlaufenden Liquordruckmeßmethode könnte die Echoventrikulographie hier wertvolle Beiträge zur Physiologie und Pathophysiologie des Liquorsystems liefern.

Im Hinblick auf das soeben Gesagte scheinen unsere Untersuchungsergebnisse durchaus dazu berechtigt, *Kritik* an der *Aussagekraft* der (schon durch die projektionsbedingte Verzeichnung — *Nürnberger* und *Schaltenbrand* (1955) —) belasteten *pneumencephalographischen Röntgenbilder* zu üben. Die von uns echoencephalographisch nachgewiesene Dehnung der Hirnkammern unmittelbar nach der Luftfüllung gibt zu Zweifeln an dem Informationsgehalt pneumencephalographischer Ventrikelmaße Anlaß: Die Ventrikelmaße auf den nach der Luftfüllung angefertigten Röntgenbildern entsprechen kaum noch den wahren anatomischen Gegebenheiten. Das sei an einem Beispiel erörtert: ECHO-NO. 922/68 (I bis IV, s. Abb. 42). Im Echogramm kurz vor der Pneumencephalographie

		ECHO I	PEG vz.	uzv.	ECHO II	ECHO III	ECHO IV
Zeit		vor PEG		—	nach PEG	5. Tag	10. Tag
3. Ventrikel	mm	8	11	8,5	11	8	7
Hirnmantelindex		2,3	—	—	2,5	2,2	2,2
Seitenventrikel	mm	37	38	33,2	40	36	34

Abb. 42. Echo-Nr. 922/68. vz. = verzeichnete pneumencephalographische Ventrikelmaße, uvz. = pneumencephalographische Ventrikelmaße unter Berücksichtigung einer projektionsbedingten Verzeichnung von Röntgenbildern von 30%. (Übrige Erläuterungen s. Text.) (nach *H. Krüger*).[1]

---

[1] *H. Krüger*, Nervenarzt **40**, 571 (1969).

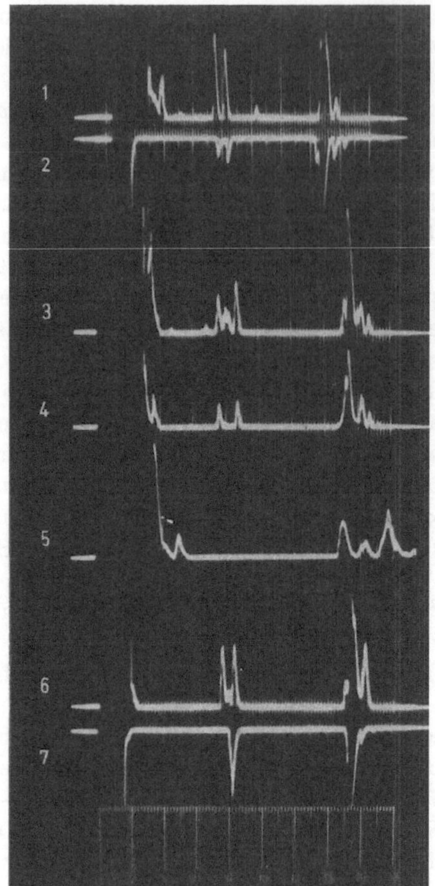

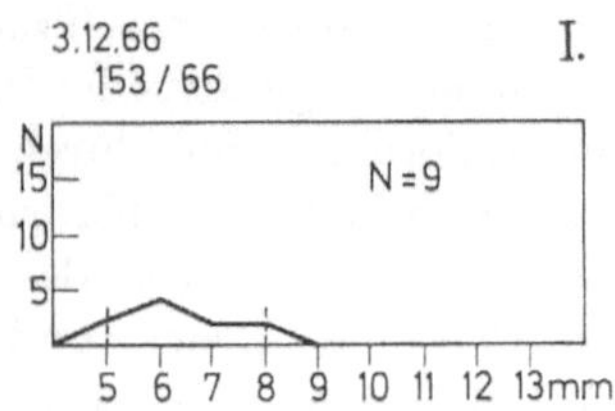

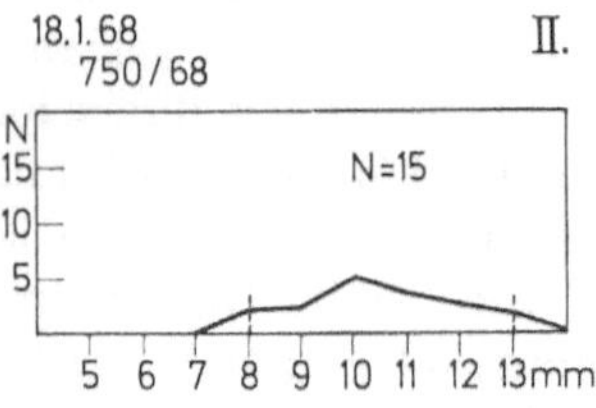

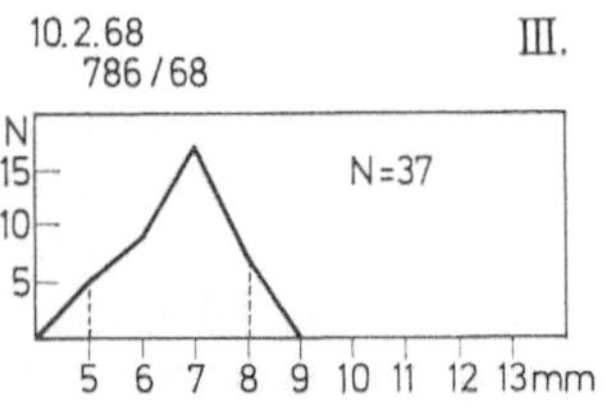

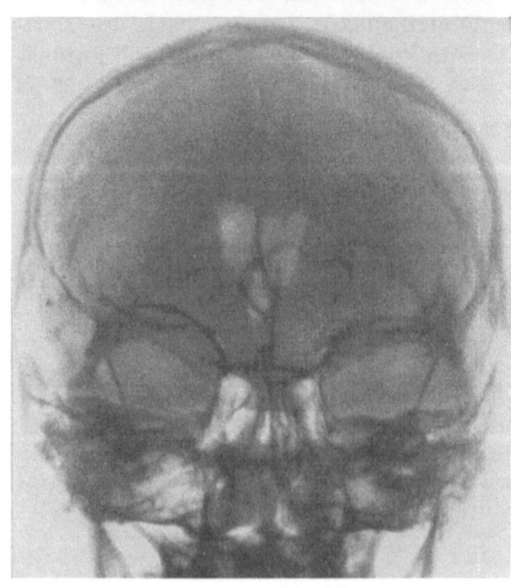

Abb. 43. Pat. E. R. 34 J. Intermittierender Hydrocephalus. Hirnorgan. Psychosyndrom. PEG v. 9. 2. 68: 3. Ventrikel = 8 mm (unverzeichnet: 6,2 mm), Seitenventrikel = 35 mm (unverzeichnet: 27 mm) (nach erfolgter Lumbalpunktion entleert sich Liquor unter starkem Druck im Strahl). I. Echogramm v. 3. 12. 66: 3. Ventrikel max. = 8 mm, min. = 5 mm. N = 9 Echogramme des 3. Ventrikels (s. 1 u. 2). II. Echogramm v. 18. 1. 68: 3. Ventrikel max. = 13 mm, min. = 8 mm. N = 15 Echogramme des 3. Ventrikels (s. 3 = Mittelkomplex, 4 = Ventrikelwände, 5 = Mittelkomplex bei „gespreiztem" Kathodenstrahl). III. Echogramm: 10. 2. 68: 3. Ventrikel max. = 8 mm, min. = 5 mm. N = 37 Echogramme des 3. Ventrikels (s. 6 = Ventrikelwände, 7 = Mittelecho).

(ECHO I) hatten wir eine maximale Weite des 3. Ventrikels von 8 mm gemessen. Im Echogramm II (unmittelbar nach der Luftfüllung) ermittelten wir einen solchen von 11 mm. Bei der Pneumencephalographie wurden 38 ml Liquor gegen 50 ml Luft ausgetauscht. Bei einem Überdruck von 12 ml Luft weitete sich also die 3. Hirnkammer von ECHO I zu ECHO II um 3 mm. Auf dem verzeichneten Röntgenbild betrug die Breite des 3. Ventrikels 11 mm, unter Berücksichtigung einer projektionsbedingten Verzeichnung von 30% aber nur 8,5 mm. Stellen wir nun in Rechnung, daß sich die Hirnkammer echoencephalographisch unter den im Überdruck insufflierten 12 ml Luft um 3 mm erweitert hatte, dann müssen wir diesen Betrag von dem unverzeichneten (korrigierten) pneumencephalographischen Maß subtrahieren: Das Ventrikelmaß beträgt demnach nur 8,5 minus 3,0 mm = 5,5 mm! Ähnlich verhält es sich mit den pneumencephalographischen SV-Maßen: Das rohe (verzeichnete) Ventrikelmaß auf dem Röntgenbild betrug 38 mm, das korrigierte (unverzeichnete) 33,2 mm. Echoencephalographisch nahm die Ventrikelweite nach der Luftfüllung von 37 mm auf 40 mm = 3 mm zu. Subtrahieren wir auch diese Differenz wieder von dem korrigierten pneumencephalographischen Meßwert, dann verringert sich das Maß auf 33,2 mm — 3,0 mm = 30,2 mm. (Eine entsprechende Berechnung mit dem echoencephalographischen Hornmantelindex (HMI) entfällt, da bei der Pneumencephalographie aus technischen Gründen ein solcher Quotient nicht verwendet werden kann.)

Unsere Untersuchungen berechtigen also durchaus zu erheblichen Zweifeln an der Aussagekraft pneumencephalographischer Röntgenbilder. Sie stellen damit auch die bisher ermittelten pneumencephalographischen Normweiten für das Ventrikelsystem (*Lauber* (1965), *Huber* (1957), *Schiersmann* (1952), *Nürnberger u. Schaltenbrand* (1955), *Larsby u. Lindgren* (1940)) in Frage und unterstreichen damit den Wert schon vorliegender echoencephalographischer Normweitenbestimmungen. (*Feuerlein u. Dilling* (1967), *Krüger, Zumpe u. Veltin* (1967, a), *Huber, Betz u. Kleinöder* (1968), *Huber u. Patiri* (1967)). Unsere Ergebnisse veranlassen uns daher zu der Annahme, daß die Echoventrikulographie eher den tatsächlichen Gehirnverhältnissen entspricht, als die Pneumencephalographie. Die hier vorgelegten Untersuchungsergebnisse sprechen dafür, daß die pneumencephalographische Meßmethode aus zwei Gründen zu hohe Ventrikelmaße anzeigt:

1. durch die projektionsbedingte Verzeichnung und

2. durch die je nach Luftfüllungsgrad mehr oder weniger starke Dehnung der Hirnventrikel bei Anwendung des Überdruckverfahrens. Der Tatbestand, daß unsere Echomeßwerte von der Hirnkammerweite dennoch durchweg über den pneumencephalographischen Maßen liegen, findet dadurch seine Erklärung, daß bei der allgemein üblichen Technik des Luft-Liquor-Austausches lediglich mit einer $^1/_4$ bis höchstens $^1/_3$-„Füllung" der Liquorgefäße gerechnet werden kann (s. a. weiter oben) und mithin auf dem Röntgenfilm immer nur polare Anteile der einzelnen Ventrikel abgebildet sind.

Ergaben die Messungen am Pneumencephalogramm im zuvor genannten Beispiel zu hohe Werte, so lagen bei einem Fall von klinisch diagnostizierten intermittierenden Hydrocephalus (Hypersekretions-H.) umgekehrte Verhältnisse vor (Abb. 43): Die echoencephalographisch gemessene Weite des 3. Ventrikels von maximal 13 mm (ECHO-No.: 750/68) war 3 Wochen später (ECHO-No.: 786/68) — einen Tag *nach* der Pneumencephalographie — wie bei der Vorunter-

suchung vor einem Jahr (ECHO-No. 153/67) nicht mehr nachweisbar (3. V. =
8 mm). Anhand der pneumencephalographischen Röntgenbilder konnten wir nur
noch eine Ventrikelbreite von 8 mm (= 6,5 mm unverzeichnet) ablesen. Beim
Luft-Liquoraustausch entleerte sich der Liquor unter sehr hohem Druck im Strahl.
Die Druckentlastung durch die Lumbalpunktion war offenbar für das Zusammen-
schrumpfen des Ventrikelmaßes verantwortlich. (Die Luftinsufflation gelang
dann auch erst nach Ablassen einer erheblichen Liquormenge.)

In diesem Fall vermittelte die Pneumencephalographie zu niedrige Meßwerte.
Mit ähnlichen Fehlern dürfte die Pneumencephalographie belastet sein, wenn sie
bei Fällen mit klinisch nicht immer erkennbaren, latenten Hirndruck angewendet
wird. Für die Diagnostik und Verlaufskontrolle gerade solcher Syndrome erscheint die Echoventrikulographie von unschätzbarem Wert.

Diese Beispiele verdeutlichen die Problematik, die die Auswertung pneumencephalographischer Röntgenbilder mit sich bringt. Natürlich erhebt sich hier auch
die Frage, ob nicht künftig ein mengengleicher Luft-Liquoraustausch der, — wenn-
gleich für den Patienten zweifellos schonenderen, — Überdruckmethode vor-
gezogen werden sollte, da bei diesem Verfahren eine stärkere Ventrikeldilatation
vielleicht vermeidbar wäre. Im Hinblick auf die, physikalischen Gesetzen folgende,
Ausdehnung der insufflierten Luft nach ihrer Erwärmung in den Liquorräumen,
ging *Klein* (1923) beispielsweise dazu über, sogar mehr Liquor abzulassen, als
Luft zu injizieren. Er wählte ein Mengenverhältnis Luft:Liquor von 10:11,2 ml.
Da echoencephalographische Überprüfungen der pneumencephalographischen
Methode unter diesen Bedingungen noch ausstehen, möchten wir uns vorerst
hinsichtlich der Empfehlung anderer Techniken des Luft-Liquoraustausches zu-
rückhalten.

V. Diagnostische Valenz, Validität und Reliabilität der Echoventrikulographie

Definitionsgemäß bezeichnen wir ein neues Untersuchungsverfahren dann als zulänglich — reliabel —, wenn es das Merkmal, das es messen soll, auch tatsächlich mißt (*Lienert*) (1961). Auf die Zulänglichkeit (diagnostische Valenz (*Hofstätter*) (1957) adequacy — Relevanz) der Echoventrikulographie wurde bereits von namhaften Autoren hingewiesen. (*Lithander* (1960, a), *Gordon* (1955), *de Vlieger* u. *Ridder* (1959), *ter Braak, Crezée, Grandia* (1961), *Pia* u. *Geletnecky* (1967), *Nadjmi* (1968), *Schiefer* et al., (1967), *Betz* und *Huber* (1968), s. auch Kapitel III).

Ein Koeffizient zur Kennzeichnung der Zulänglichkeit ist allgemein nicht gebräuchlich, da die zahlenmäßige Erfassung dieses Gütekriteriums kaum jemals gelingt (*Lienert*). Auf den Grad der diagnostischen Valenz einer Untersuchungsmethode kann man aber schließen, wenn entsprechende Validitäts- oder Reliabilitätsuntersuchungen vorliegen: Ist der Unterschied zwischen den errechneten Validitäts- und Reliabilitätskoeffizienten klein, dann ist die Zulänglichkeit eines Tests hoch und umgekehrt.

Während statistische Untersuchungen zur Frage der Validität der Echoventrikulographie in der Literatur nicht selten zu finden sind (*Sjögren* (1968), *Ford* und *Mc Rae* (1966), *Uematsu* (1966), *Jacobi* (1966), *Betz* u. *Huber* (1968), *Schiefer* u. *Kazner* (1967), *Krüger, Zumpe, Veltin* (1967, b)), scheint es korrelationsstatistische Reliabilitätsprüfungen so gut wie gar nicht zu geben. Leider beschränken sich auch die meisten der publizierten Validitätsuntersuchungen auf prozentuale Angaben der Befundgleichheit zwischen Echo- und Pneumencephalographie. Lediglich *Sjögren* und wir arbeiteten darüber hinaus mit korrelationsstatistischen Verfahren. Nur wenige Autoren berücksichtigten die projektionsbedingte Verzeichnung von Röntgenbildern beim Vergleich echoencephalographischer und pneumencephalographischer Ventrikelmaße. (*Schiefer* u. *Kazner* (1967), *Krüger, Thomas, Zumpe, Veltin* (1968)). Mithin fehlen in der Literatur genügend Reliabilitäts- und Validitätskoeffizienten für die Echoventrikulographie. Mit eigenen Untersuchungen zur Validität und Reliabilität wollen wir in diesem Kapitel dazu beitragen, diese Lücke zu füllen.

1. Validität

Validität — Gültigkeit — definieren wir als den Grad, in dem die Testergebnisse einer Stichprobe mit einem Gültigkeitskriterium — gemessen an der gleichen Stichprobe — korrelieren. Für die Echoventrikulographie steht als einziges definiertes Gültigkeitskriterium nur die Pneumencephalographie zur Verfügung.

Im Hinblick auf die technischen Unzulänglichkeiten dieser Methode (s. Kap. IV, 1, b) und auf die von uns im letzten Kapitel nachgewiesene Veränderung der räumlichen Verhältnisse des Ventrikelsystems durch die Luftinsufflation ist eine Kritik an der Gültigkeit dieses Gültigkeitskriteriums angebracht. Leider sind

Gültigkeit und Zuverlässigkeit der Pneumencephalographie nicht prüfbar (fehlendes Gültigkeitskriterium, Unzumutbarkeit eines Re-Test-Verfahrens für die Versuchsperson), so daß wir uns mit einem nicht genau bestimmbaren Grad von verminderter Zuverlässigkeit und Gültigkeit der Pneumencephalographie abfinden müssen.

Abb. 44 Teil A und B zeigt nun die Ergebnisse unserer Validitätsuntersuchungen. Im Teil A der Abb. 44 wurde die 3. Hirnkammer bei 70 Versuchspersonen (unter Berücksichtigung einer projektionsbedingten Verzeichnung der Röntgenbilder von 30%) vergleichend echo- und pneumencephalographisch gemessen. (Siehe auch Kap. IV, 1, b.) Trotz beträchtlicher Meßwertunterschiede (t-Test für Paardifferenzen bzw. Wilcoxon-Test) korrelierten Echo- und PEG-Maße hoch miteinander ($\tau = 0.69$). Zur Validitätsprüfung von Seitenventrikelmessungen haben wir 55 ECHO-PEG-Vergleichsuntersuchungen herangezogen. (Siehe auch Kap. IV, 2, b.) Auch hier ergaben sich signifikante Meßwertunterschiede, wobei eine Mittelwertsdifferenz von 3 mm zugunsten der echoencephalographischen Methode gefunden wurde (s. auch Abb. 32). ECHO- und PEG-Maße der Seitenventrikel korrelierten mit $\tau = .46$, ($p < 0,01$) weniger hoch als die der 3. Hirnkammer (Teil A der Abb. 44). Noch niedrigere Koeffizienten errechneten wir anhand einer kleineren Stichprobe von $N = 20$. (Teil B der Abb. 44) (ECHO vor PEG (ECHO I): $\tau = .24$ ($p < 0,1$) bzw. ECHO unmittelbar nach *PEG* (ECHO II): $\tau = .42$ ($p < 0,01$).

Die Koeffizienten für den 3. Ventrikel und die Seitenventrikel erhöhten sich dabei, wenn die Echo-Untersuchung (ECHO II) unmittelbar nach der Pneumencephalographie stattgefunden hatte. Wir glauben sagen zu dürfen, daß durch die von uns nachgewiesene Erweiterung der Hirnkammern kurz nach der Lufteingabe die Hohlräume echoencephalographisch sicherer meßbar waren als vorher. Unverändert dagegen blieben die Koeffizienten für den Hirnmantelindex. Da es bei der Pneumencephalographie nicht sicher möglich ist, ebenfalls einen Hirnmantelindex gleich dem von *Schiefer* et al. 1965 angegebenen zu errechnen, blieb uns nur übrig, den Hirnmantelindex in seinem korrelativen Zusammenhang mit den pneumencephalographischen Seitenventrikel- und 3. Ventrikelmaßen zu untersuchen.

Zusammenfassend ergibt sich für unsere Untersuchungen des 3. Ventrikels eine recht hohe, die für die Seitenventrikel lediglich eine mittlere Validität. Dieser Umstand zeigt sich auch bei der Prüfung des Zusammenhanges zwischen den Meßergebnissen verschiedener Ventrikelabschnitte (Teil D der Abb. 44). Für die Seitenventrikel konnten wir keine sehr hohen Beziehungen zu den Meßwerten des 3. Ventrikels und der Temporalhörner errechnen. Immerhin dürfen wir die Koeffizienten (0.53 bzw. 0.57) als bedeutsam bezeichnen.

Auf die Tatsache, daß echoencephalographische Seitenventrikelmessungen bei Erwachsenen schwieriger und mit größeren Fehlerquellen behaftet sind, hatten wir schon aufmerksam gemacht (siehe Kap. IV, 2, b). Bei Kleinkindern dagegen kann mit einer höheren Validität der Seitenventrikeluntersuchung gerechnet werden. Das gilt ganz besonders für Seitenventrikelmessungen bei kindlichem Hydrocephalus. *Sjögren* (1968) errechnete bei hydrocephalen Kindern einen Validitäts-Koeffizienten von 0.80, bei Kindern mit normal weitem oder nur leicht dilatiertem Ventrikelsystem nur einen von 0.44.

C — Echo, N = 20

A

PEG uvz. N = 70 — 3.V.

	3.V. min	3.V. max
MW-Diff.	0,7 mm PEG >	3 mm PEG <
t-Test für Paardiff.	1%	—
WILCOXON	—	1%
KENDALL τ	.68 (1%)	.69 (1%)

PEG uvz. N = 55 — S.V.

	S.V. max
MW-Diff.	3,6 mm Echo >
U-Test	1%
KENDALL τ	.46 (1%)

B — PEG uvz. N = 20 — KENDALL ——— τ ———▶

	I 3.V.	I S.V.	I HMI	II 3.V.	II S.V.	II HMI	III 3.V.	III S.V.	III HMI
3.V.	.55 (1%)		.55 (1%)	.72 (1%)		.52 (1%)			
S.V.		.24 (ns.)	.37 (5%)		.42 (1%)	.29 (ns.)			

C — Echo, N = 20

			I 3.V.	I S.V.	I HMI	II 3.V.	II S.V.	II HMI	III 3.V.	III S.V.	III HMI
IV	3.V.	τ	.54 (1%)			.35 (5%)			.74 (1%)		
		W	ns.			1%			ns.		
	S.V.	τ		.34 (5%)			.42 (1%)			.60 (1%)	
		W		ns.			1%			ns.	
	HMI	τ			.63 (1%)			.75 (1%)			.75 (1%)
		W			ns.			1%			2%
III	3.V.	τ	.74 (1%)			.67 (1%)					
		W	ns.			1%					
	S.V.	τ		.38 (1%)			.65 (1%)				
		W		ns.			6%				
	HMI	τ			.90 (1%)			.80 (1%)			
		W			ns.			1%			
II	3.V.	τ	.50 (1%)								
		W	1%								
	S.V.	τ		.43 (%)							
		W		5%							
	HMI	τ			.99 (1%)						
		W			1%						

D — Echo, N = 300 — KENDALL τ

	HMI	S.V.	3.V. min	3.V. Diff-werte
3.V. max	.63 (1%) N = 300	.57 (1%) N = 221	.74 (1%) N = 300	.81 (1%) N = 300
S.V.	.53 (1%) N = 223			

Abb. 44. Statistische Berechnungen zur Validität und Reliabilität eigener echoencephalographischer Untersuchungen. — ECHO = echoencephalographische Meßwerte des 3. Ventrikels (3. V.) der Seitenventrikel (S. V.) und des Hirnmantelindex (HMI). Max. = höchste, min. = niedrigste Meßwerte. ECHO I = unmittelbar vor der Pneumencephalographie (PEG), ECHO II = unmittelbar nach der PEG, ECHO III = 5. Tag nach dem PEG, ECHO IV = 10. Tag nach der PEG. PEG uvz.: unverzeichnete pneumencephalographische Meßwerte. N = Anzahl der Fälle. — Statistische Verfahren: t-Test für Paardifferenzen (parametrisch), W = Wilcoxon-Test (nicht parametrisch). Tau (τ) = Kendall-Rank-Korrelation (nicht-parametrisch). 1% = signifikant auf dem 1%-Niveau ($p < 0{,}01$), 5% = signifikant auf dem 5%-Niveau ($p < 0{,}05$), ns = $p > 0{,}05$ Diff.werte = Differenzwerte (s. a. Kap. IV, 1, a).

2. Reliabilität

Wir bezeichnen ein Testverfahren als zuverlässig, wenn das Verfahren das Merkmal, das es messen soll, bei Wiederholung unter gleichen Bedingungen, gleich exakt mißt, d. h., wenn der Test zum gleichen Ergebnis führt. Bei der Prüfung der Zuverlässigkeit der Echoventrikulographie im Re-Test-Verfahren haben wir mit folgenden, immerhin möglichen Störfaktoren zu rechnen:

a) Untersucher:

Unterschiedliche manuelle Geschicklichkeit und Objektivität, Übungseffekt.

b) Objekt:

Mangelnde Konstanz des untersuchten Merkmals (Ventrikel)

c) Meßinstrument:

Instabilität in der Funktion als Meßgerät bei unsachgemäßer Eichung

Während sich Faktor 3 durch sachgemäße Wartung des Gerätes leicht ausschalten läßt, sind die Faktoren 1 und 2 nur schwer zu eliminieren, da sie nicht leicht bestimmbar sind. In jedem Falle dürfen wir im Re-Test-Verfahren dem Untersucher einen gewissen Übungseffekt unterstellen. Wir haben diesen Störfaktor aber weitgehend zu mindern versucht, indem wir die Wiederholungsmessungen in einem Zeitabstand von 5 Tagen vornahmen (Echo I: 1. Tag, Echo III: 5. Tag, Echo IV: 10. Tag).

Inkonstante Geschicklichkeit, Konzentration und Objektivität des Untersuchers haben wir, da sie, wenn überhaupt, nur unter großem psychologisch-technischen Aufwand meßbar gewesen wären, bewußt in Kauf genommen. Metrisch noch nicht näher bestimmbar ist auch der Faktor 2. Neuere methodisch exakte Untersuchungen von *Vetter* (1968) über die Liquordynamik bestätigen die längst durch Einzelbeobachtungen gehegte Vermutung, daß die Liquordruckwerte abhängig sind von Atemtiefe und Frequenz, Blutdruckhöhe, Körperhaltung, cerebrale Durchblutung usw. und daher physiologisch schon stark schwanken. In der knöchernen Umhüllung des Gehirns und des Rückenmarks dürften daher Ventrikelsystem, Hirn und die Hirnhäute die Liquordruckschwankungen im Sinne einer Windkesselfunktion auffangen, indem sie sich entsprechend dehnen. Wie groß beispielsweise aber der Grad der Dehnbarkeit der Hirnkammern ist, bleibt bis heute unbekannt. Die Echoencephalographie könnte hier gemeinsam mit der Vetterschen fortlaufenden Liquordruckmeßmethode wertvolle Beiträge liefern.

Unsere Reliabilitätsuntersuchungen haben wir an dem bereits im vorigen Kapitel beschriebenen Probandengut von $N = 20$ durchgeführt. In Anbetracht des nur schwer zu beschaffenden Untersuchungsgutes (von 36 Patienten, die pneumencephalographiert wurden, standen am 10. Tag nach der PEG für die letzte Echo IV-Untersuchung nur noch 20 zur Verfügung, da die übrigen 16 bereits wieder entlassen waren) und angesichts gültiger, nicht-parametrischer korrelationsstatistischer Rechenverfahren für kleine Populationen, hielten wir die Anzahl von 20 Fällen für ausreichend.

Im Re-Test-Verfahren haben wir die echoencephalographischen Meßergebnisse von der Weite der 3. Hirnkammer, beider Seitenventrikel und die errechneten Hirnmantelindices miteinander korreliert (Kendall-Rank-Korrelation) und darüber hinaus ihre Meßwerte bei paarweiser Anordnung mit dem Wilcoxen-Test verglichen (Abb. 44, Teil C). Die Meßwerte im Re-Test Echo II — unmittelbar nach der Luftfüllung des Ventrikelsystems — unterschieden sich dabei signifikant von Echo I, III und IV. Wir haben die Echo II-Untersuchung daher lediglich der Vollständigkeit halber in die Interkorrelation miteinbezogen. Die höchsten Reliabilitätskoeffizienten (0.63—0.90) errechneten wir für den Hirnmantelindex. Dies liegt u. E. an der Unempfindlichkeit des Hirnmantelindex gegenüber geringen Weitenunterschieden der Innenliquorräume — beispielsweise des 3. Ventrikels (s. Abb. 30). Ebenfalls recht hohe Koeffizienten ergaben sich für den 3. Ventrikel (0.54—0.74), während die Reliabilität der Seitenventrikelmessungen mit 0.34—0.60 geringer, aber doch noch als bemerkenswert zu bezeichnen war.

Zusammenfassend dürfen wir feststellen, daß trotz der eingangs diskutierten Störmomente unsere Validitäts- und Reliabilitätskoeffizienten beachtlich hoch ausfielen und daß zwischen ihnen (von einigen Seitenventrikelkoeffizienten abgesehen) keine groben Unterschiede bestanden. So dürfen wir deshalb die diagnostische Valenz unserer echoventrikulographischen Untersuchungen als ausreichend hoch bezeichnen. Dies um so mehr, als alle Rechenoperationen wegen der nichtnormal verteilten Meßwertreihen kleiner Populationen mit nicht-parametrischen korrelationsstatistischen Verfahren durchgeführt wurden. Nicht-parametrische Rechenmethoden verwerten bekanntlich weniger Information als parametrische. Wir unterstellen mit anderen Worten: nicht parametrische Korrelationskoeffizienten drücken rein metrisch weniger aus, als es den wirklichen Gegebenheiten entspricht. Eine weitestgehende Ausnutzung von Informationen gestatten lediglich parametrische korrelationsstatistische Berechnungen unter Zugrundelegung großer Populationen und Normalverteilung ihrer Meßwertreihen.

Diese Überlegungen mögen den Wert unserer Reliabilitäts- und Validitätsuntersuchungen unterstreichen.

VI. Zusammenfassung der Ergebnisse Kapitel II bis V

In der vorliegenden Arbeit sind die echoventrikulographischen Untersuchungsergebnisse von 1397 Patienten des Westfälischen Landeskrankenhauses Gütersloh, die vom Autor in den Jahren 1966 bis 1970 untersucht wurden, zusammengefaßt. Das Untersuchungsgut schließt 144 gesunde Männer aus dem Kreis der Pfleger, Angestellten und Ärzte des Krankenhauses, die sich zur Ermittlung von Ventrikelnormweiten bereitfanden, mit ein. *Güttler* hat 1970 zu der Frage der Ventrikelweite (3. Ventrikel) bei den 144 gesunden und bei 173 schizophrenen Probanden, die vom Autor 1967 untersucht worden waren, Stellung genommen. (Siehe Kap. VII, 2.)

Nach einem kurzen historischen Abriß (Kapitel I) der Entwicklung der Echoencephalographie wird auf die Untersuchungstechnik eingegangen (Kapitel II). Hier werden besonders die Vorteile der Bilddokumentation mit Hilfe der Robot-Kamera gegenüber dem Polaroid-Verfahren hervorgehoben. Die Bilddokumentation mit der Robot-Star-II gewährleistet eine recht sichere, ohne Unterbrechung fortlaufende Bilddokumentation verschiedener Ventrikelweiten am selben Probanden ohne Filmwechsel (25 Fotos können ohne Pause hintereinander aufgenommen werden; eine Zahl, die im allgemeinen für die EVG einer Versuchsperson ausreicht). Bei diesem, zudem billigeren Verfahren, ergab die Untersuchung der 1397 Probanden insgesamt 27940 Bilder (9×9 cm) = 465 Filme (Pat 36) à 60 Aufnahmen.

In dem III. Kapitel werden die Möglichkeiten der EVG bei einzelnen Ventrikelabschnitten (3. Ventrikel, Seitenventrikel, Temporalhörner) an Fallbeispielen erläutert.

Im IV. Kapitel befaßt sich die Arbeit mit der speziellen Echoencephalographie des Hirnkammersystems. Untersuchungen des 3. Ventrikels ergaben folgende Resultate:

Bei eingehender echoencephalographischer Untersuchung des Schädels lassen sich verschiedene Querdurchmesser der 3. Hirnkammer ermitteln. Die Analyse von 4055 Echogrammen, die bei einer Stichprobe von 300 Personen registriert wurden, brachte folgende Ergebnisse:

1. Die Zahl der pro Individuum erfaßten verschiedenen Querdurchmesser ist abhängig von der Gesamtzahl der aufgenommenen Echogramme des 3. Ventrikels.

2. Mit zunehmender Erweiterung des 3. Ventrikels wächst die Zahl der bestimmbaren verschiedenen Querdurchmesser.

3. Es besteht ein hoher Zusammenhang zwischen dem pro Individuum ermittelten kleinsten und größten Querdurchmesser.

4. Mit wachsender Größe der 3. Hirnkammer nimmt die Differenz zwischen dem größten und kleinsten Querdurchmesser zu.

Die Analyse einer Stichprobe von 50 echoencephalographisch untersuchten Fällen ergab, daß sich der größte Querdurchmesser im Durchschnitt auf einem der ersten 6 Echogramme findet, die im Einzelfall registriert werden, der kleinste Querdurchmesser auf einem der ersten 5 Echogramme.

Der Vergleich der echoencephalographisch und pneumencephalographisch bestimmten Querdurchmesser bei 70 Vpn zeigte eine hohe Korrelation zwischen den Werten. Dabei lagen die echoencephalographisch größten Querdurchmesser regelmäßig über den korrigierten (unverzeichneten) pneumencephalographischen.

Die statistische Analyse echoventrikulographischer Untersuchungsergebnisse des Temporalhornbereiches und beider Seitenventrikel erbrachte folgende Resultate:

1. Es besteht ein korrelationsstatistisch sehr bedeutsamer Zusammenhang sowohl zwischen der Weite des 3. Ventrikels und der Temporalhornweite als auch

2. zwischen der Weite des 3. Ventrikels und der Seitenventrikel.

3. Eine korrelationsstatistisch bedeutsame Beziehung konnte ebenfalls zwischen der Temporalhornweite und der Weite der Seitenventrikel nachgewiesen werden ($N = 300$).

Die für die Seitenventrikel ermittelte Validität ($N = 55$) war nicht so hoch, wie die für die 3. Hirnkammer ($N = 70$).

In weiteren Rechenoperationen wurden die Beziehungen der einzelnen Ventrikelabschnitte zueinander und zu den Maßen des Hirnschädels im Hinblick auf die von *Lauber* 1965 vorgelegten pneumencephalographischen Untersuchungen überprüft ($N = 121$). Die Seitenventrikelquotienten und die 3. Ventrikelquotienten errechneten sich ähnlich wie die von *Lauber* angegebenen. Während dem Seitenventrikelquotienten unseren Ergebnissen zufolge keine große diagnostische Bedeutung zukommt, wird die Nützlichkeit und die Empfindlichkeit eines 3. Ventrikelquotienten im einzelnen unterstrichen.

Bei statistischer Prüfung des von *Schiefer, Kazner* und *Kunze* 1965 angegebenen Hirnmantelindex (HMI) konnte die Existenzberechtigung und die klinische Brauchbarkeit dieses Index nachgewiesen werden.

Untersuchungen über die Auswirkung der lumbalen Pneumencephalographie (PEG) auf das Echoventrikulogramm = $N = 20$ brachten folgende Resultate:

1. Echoencephalographische Vergleichsuntersuchungen vor, während und nach einer PEG haben ergeben, daß sich die inneren Liquorräume unmittelbar nach einer Pneumencephalographie statistisch signifikant um wenige Millimeter erweitern (maximal bis 7 mm, durchschnittlich 1 bis 2 mm).

2. Die echoencephalographisch nachgewiesene Ventrikelerweiterung steht in einem korrelationsstatistisch bemerkenswerten Zusammenhang mit der aus dem Überdruckverfahren resultierenden Luft-Liquordifferenz.

3. Die Ventrikelerweiterung ist am 5. Tag nach der PEG echoencephalographisch nicht mehr nachweisbar. Die echoencephalographischen Meßwerte entsprechen dann wieder den bei der Voruntersuchung gewonnenen Maßen. Im Zusammenhang mit diesen Untersuchungen wird besonders auf die Problematik, die die Auswertung pneumencephalographischer Röntgenbilder mit sich bringt, eingegangen.

In dem V. Kapitel wird an Hand von Validitäts- und Reliabilitätsuntersuchungen eine ausreichend hohe diagnostische Valenz der EVG erkennbar. Der Unterschied zwischen den Validitäts- und Reliabilitätskoeffizienten erwies sich als gering, so daß die Zulänglichkeit der EVG gesichert erscheint. Erwartungsgemäß war die diagnostische Valenz (Zulänglichkeit) der EVG des 3. Ventrikels und der Temporalhörner (ausgedrückt im HMI) höher als die der Seitenventrikel.

VII. Möglichkeiten der Echoventrikulographie in Klinik und Forschung

1. Klinik

Aus dem Inhalt der vorangegangenen Kapitel wurde ersichtlich, daß der Autor bei der echoencephalographischen Untersuchung seiner Probanden vornehmlich auf die Weitenmessung des Hirnkammersystems spezialisiert ist.

Im Folgenden soll daher von jenen Probanden die Rede sein, bei denen echo*ventrikulo*graphische Messungen vorgenommen wurden (s. Tab. Abb. 45).

Es handelt sich dabei um insgesamt 1397 Frauen und Männer des Westfälischen Landeskrankenhauses Gütersloh im Alter zwischen 17 und 85 Jahren unterschiedlicher Diagnosengruppen. Das Untersuchungsgut enthält 144 gesunde Männer aus dem Kreis der Pfleger, Angestellten, Arbeiter und Ärzte des Krankenhauses, die sich zur Ermittlung von Ventrikelnormweiten (3. Ventrikel) bereitfanden.

Überblickt man die Tabelle in Abb. 45 so fällt das zahlenmäßige Überwiegen seniler und präseniler Hirnabbausyndrome, Neurosen, frühkindlicher Hirnschäden und von Suchten auf (54,3%). Dies entspricht etwa dem Krankenbestand des Westfälischen Landeskrankenhauses Gütersloh für die gleichen Diagnosengruppen am 31. 12. 68 (40,8%) — mit dem Unterschied, daß sich die frühkindlichen Hirnschäden in der Krankenhausstatistik auf alle genannten Diagnosegruppen verteilen und nicht gesondert aufgeführt wurden, weshalb die Angabe von 40,8% eher zu niedrig liegen dürfte.

Das vom Autor untersuchte Krankengut unterscheidet sich mithin erheblich von dem von *Schiefer* und *Kazner* beschriebenen, neurochirurgischen und insofern mag es eine Bereicherung für die Anwendbarkeit der echoventrikulographischen Methode sein, hier die Möglichkeiten der EVG bei ganz anderen Krankengruppen aufzuzeigen.

Diagnostisch sehr aufschlußreich ist die EVG bei *präsenilen* und *senilen Demenzprozessen*. Die Weitenbestimmung des 3. Ventrikels gelang bei 258 von 287 Fällen (89,2%). Die Seitenventrikel waren hier nur in 50,9% meßbar und der Hirnmentelindex (HMI) konnte nur in 69,3% der Fälle errechnet werden. Wie schon in dem Abschnitt über die EVG der Seitenventrikel (s. Kap. IV, 2, b) hervorgehoben wurde, sind diese Ventrikelabschnitte wegen ihrer besonderen anatomischen Form echoencephalographisch schwerer darzustellen und bei Menschen im höheren Lebensalter verringern sich die Chancen für die Ultraschallmessung des Hirnkammersystems wegen der eintretenden altersbedingten knöchernen Veränderungen der Schädelkalotte zunehmend (*Dilling* u. *Feuerlein* 1967). Vergleicht man die Ergebnisse der EVG bei senilen und präsenilen Demenzprozessen mit denen des gesamten Probandengutes (s. Tabelle in Abb. 45), so sind die Möglichkeiten der Darstellbarkeit des Ventrikelsystems bei Alterskranken nicht soviel geringer, als daß nicht ein erfreuliches Maß an diagnostischer Aussagekraft gewährleistet wäre. Die Übersicht in der genannten Tabelle verdeutlicht, daß etwa die Hälfte der klinisch als „Demenzprozesse" diagnostizierten Probanden eine Erweiterung der 3. Hirnkammer über 8 mm, der Seitenventrikel über 35 mm und eine Erhöhung des HMI über 2,2 aufwiesen.

Bei der Hirnkammermessung von Neurotikern und *abnormen Persönlichkeiten* ergab sich für die Ventrikeldilatation eine Gegenläufigkeit der Fallzahlen für die Spalten: 3. V. — S. V. — HMI in der Tabelle Abb. 45. Die Anzahl der Pbd. verringerte sich bei höheren Ventrikelmaßen ähnlich wie bei der Gruppe der *hirnorganischen Anfallsleiden*, der *postkontusionellen Psychosyndrome* und der Gruppe

	N	ME m	ME >2mm verl.	ME Ø	III.V. <7 mm	III.V. 7-8 mm	III.V. >8 mm	III.V. Ø	S.V. <35 mm	S.V. >35 mm	S.V. Ø	H.M.I. 1,9-2,2	H.M.I. >2,2	H.M.I. Ø
vorwiegend gefäßbedingte senile und präsenile Abbausyndrome	287	275	11	1	21	72	165	29	45	104	138	42	147	98
abnorme Reaktionen, Neurosen, abnorme Persönlichkeiten	140	140	—	—	67	50	20	3	74	24	42	68	34	38
frühkindliche Hirnschäden (Erwachsener)	126	124	2	—	19	28	77	2	35	49	42	21	75	30
Suchten (Alkohol, Arzneimittel)	121	115	3	3	23	27	56	15	26	54	41	28	62	31
degenerative und entzündliche neurologische Erkrankungen	94	92	2	—	13	19	54	8	20	35	39	19	46	29
hirnorganische Anfallsleiden	93	89	3	1	36	29	24	4	35	17	41	39	29	25
postcontusionelle Psychosyndrome	74	68	6	—	11	15	43	5	22	25	27	14	39	21
Hirntumoren (radiologisch oder operativ gesichert)	42	11	31	—	9	4	13	16	8	8	26	9	9	24
postcommotionelle Psychosyndrome	37	37	—	—	20	10	4	3	24	8	5	28	6	3
Encephalomalacien (Apoplexien)	30	20	10	—	5	7	12	6	2	9	19	7	10	13
körperlich begründbare Psychosen	29	29	—	—	1	7	21	—	8	11	10	5	17	7
Compressio	7	—	6	1	4	—	—	3	2	—	5	3	—	4
		1000	74		229	268	489		301	344		283	474	
➡	1080	1074		6	986			94	645		435	757		323
		99,4 %	0,6 %		91,3 %			8,7 %	59,7 %		40,3 %	70,1 %		29,9 %
ohne gefäßbedingte senile und präsenile Abbausyndrome	793	—	—		91,0%			9,0%	62,5%		37,5 %	71,6%		28,4 %
Schizophrenien ♂	173	173			3	71	94	5						
Gesunde ♂	144	144	—	—	43	73	21	7						
➡	1397	1391		6	1291			106						
		99,6%	0,4%		92,4%			7,6%						

Abb. 45. Echoventrikulographische Untersuchungen bei 1397 Probanden verschiedener Diagnosegruppen am Westfälischen Landeskrankenhaus Gütersloh. N = Anzahl der Fälle, ME = Mittelecho, m = mittelständig, 2 mm verl. = mehr als 2 mm verlagert, Ø = nicht darzustellen. Bei der Untersuchungsserie „Schizophrene und Gesunde" wurden Seitenventrikel (S.V.) und Hirnmantelindex (H.M.I.) nicht bestimmt. Zahlen im schwarzen Feld = %.

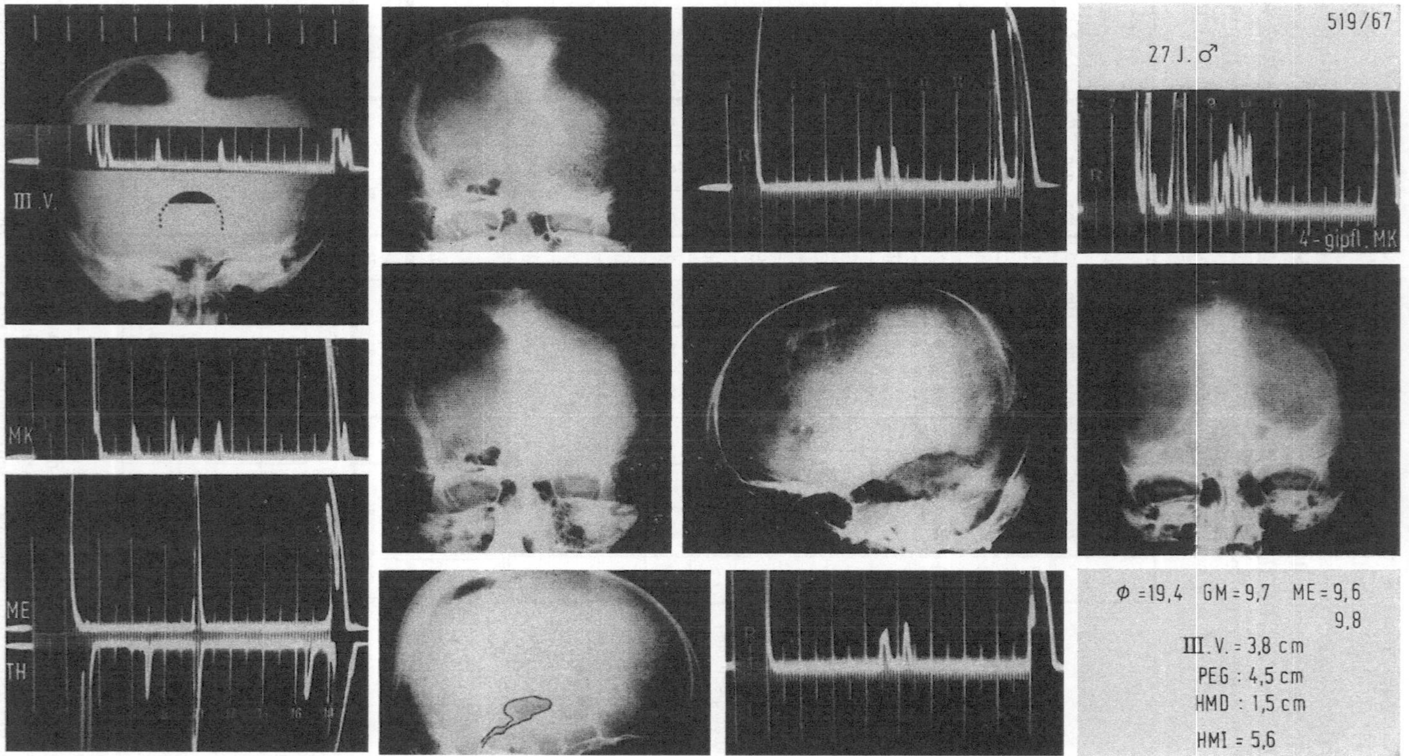

Abb. 46. Synopsis echo- und pneumencephalographischer Aufnahmen bei einem Fall von Occlusionshydrocephalus nach Meningitis im Kleinkindalter. HMI = Hirnmantelindex (nach *Kazner* und *Schiefer*), HMD = Hirnmanteldicke. MK = Mittelkomplex, TH = Temporalhornaußenwandecho.

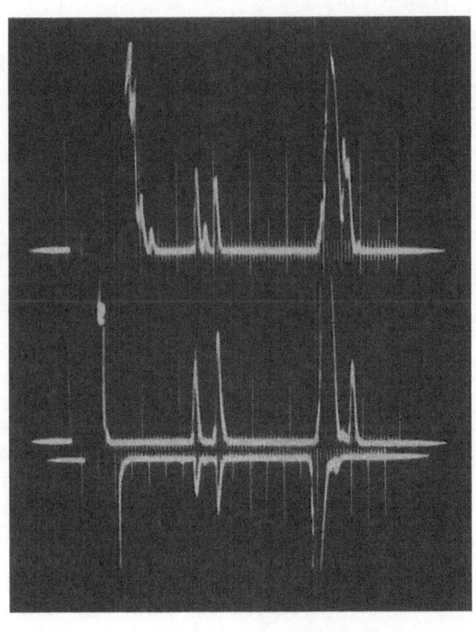

Ganz besonders eignet sich die EVG zur Verlaufskontrolle von Hirnkammererweiterungen bei *Schädelhirnverletzten*. Unser Untersuchungsgut umfaßt 111 Patienten, 74 mit postcontusionellen und 37 mit postcommotionellen Syndromen,

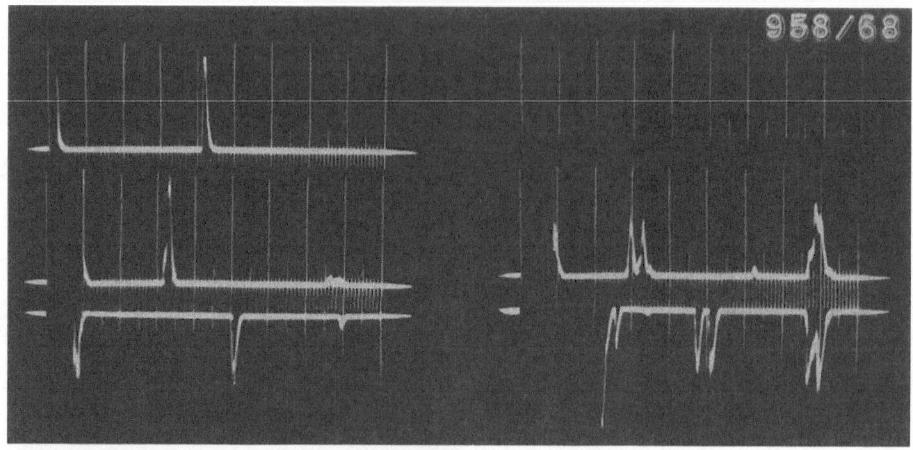

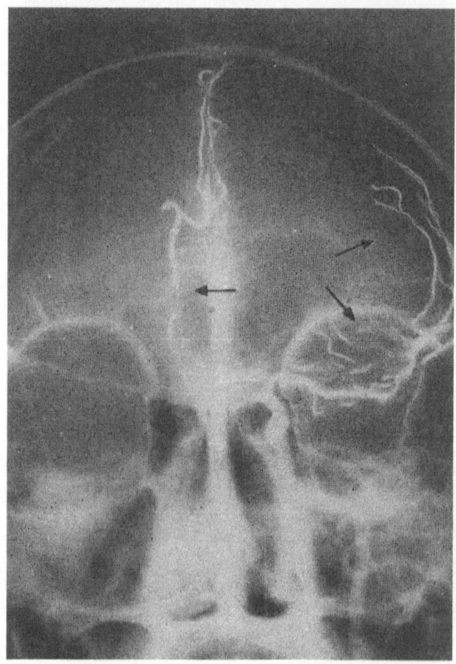

Abb. 48. Echo-Nr.: 958/68. Pat. F. H. 63 J.
Eine Woche Kopfschmerzen, psychopathol.
Stirnhirnsyndrom, Hemiparese rechts,
Aphasie, Stauungspapille (Metastase eines
Adeno-Carcinoms).
Bitemp. Schädeldurchmesser: 16,4 cm,
Geometr. Mitte: 8,2 cm Sollecho im Durch-
schallungsverfahren: 8,2 cm. Mittelecho
re.: 6,3 cm, li.: 10,1 cm, Verlagerung des
Mittelechos um 19 mm nach rechts.
3. Ventrikel: 6—7 mm, Verlagerung der
Ventrikelebene.

die 14 Tage bis 28 Jahre vor der echoencephalographischen Untersuchung ein
Hirntrauma erlitten hatten. Bei den Kranken mit einer Commotio konnten nur
in sehr wenigen Fällen eine posttraumatische Hirnkammererweiterung festgestellt
werden. Kranke, die sich eine Contusio zugezogen hatten, zeigten dagegen in über
der Hälfte der Fälle eine Erweiterung besonders der 3. Hirnkammer und der

Temporalhörner. Eine Verlagerung des Mittelechos wurde nur 6 mal registriert. Diese Verlagerungen entsprachen jeweils den radiologischen Befunden und waren in allen 6 Fällen durch einseitige hirnatrophische Prozesse bedingt.

Wenn bisher zur Verifizierung progredienter posttraumatischer Hirnkammerdilatationen mehrfache pneumencephalographische Untersuchungen notwendig waren, so geschieht dies heute zweckmäßigerweise schnell und ohne Belastung für den Patienten mit der Methode der EVG (siehe auch Abb. 47).

Im Hinblick auf die einschlägigen Lehrbücher von *Schiefer* u. *Kazner*, sowie *Pia* u. *Geletneky* soll auf die Diagnostik der *Hirntumoren* hier im einzelnen nicht eingegangen werden. Bei den von uns untersuchten und radiologisch bzw. operativ verifizierten 42 Hirntumoren konnten wir in 31 Fällen eine Verlagerung des Mittelechos über 2 mm nachweisen. Die 3. Hirnkammer ließ sich bei 16, die Seitenventrikel bei 26 Patienten nicht bestimmen. Die Temporalhörner waren in 24 Fällen nicht zu orten (s. Tab. Abb. 45). Bei den 26 Kranken, bei denen der 3. Ventrikel bestimmt werden konnte, war 14mal eine *Verlagerung der Ventrikelebene* (3. Ventrikel) zu verzeichnen (Abb. 48). Dabei wurde 9mal eine Weite von unter 7 mm gemessen. Die 13 Patienten, deren Transversaldurchmesser des

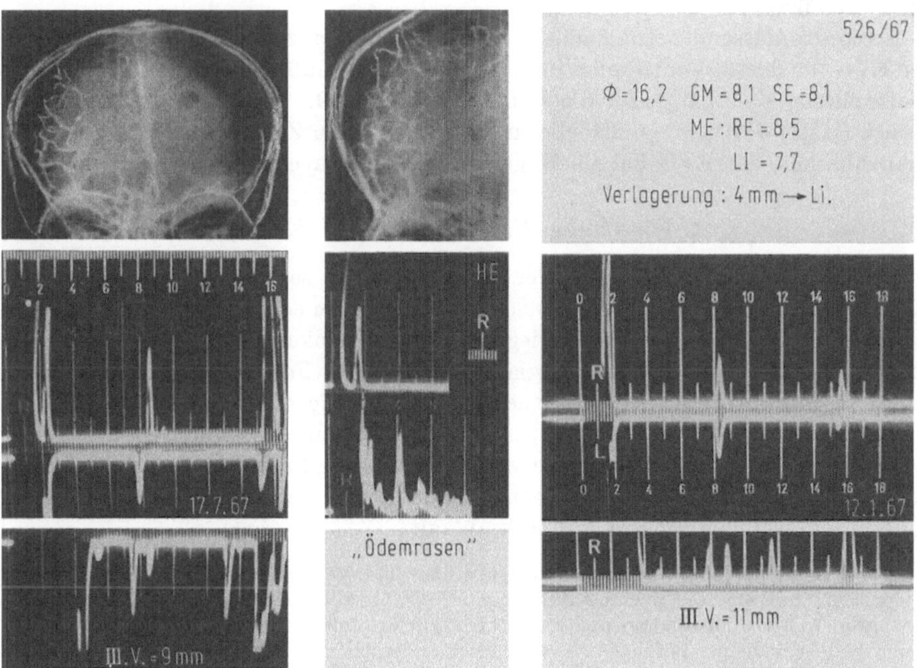

Abb. 49. Epidurales Hämatom nach Sturz während eines cerebralorganischen Anfalls bei einem 47jährigen Mann. Angiogramm und Echoencephalographie vom 17. 7. 67: Massenverschiebung und gefäßfreier Bezirk rechts temporo-parietal.-mitte: HE = Hämatomecho, rechts unten: Echogramm vom 12. 1. 67 zum Vergleich (nach *H. Krüger*).[1]

---

[1] *H. Krüger:* Ref. Sammlg. XX. Gütersloher Fortbildungswoche (1967) 38ff. Abb. 10, Landschaftsverband Westfalen-Lippe, Münster, Landeshaus.

3. Ventrikels über 8 mm betrug, litten unter tumorbedingten mehr oder weniger stark ausgeprägten Liquorabflußbehinderungen im Bereich der mittleren oder hinteren Schädelgrube. Ähnliches gilt für die Gruppe der *Encephalomalacien* ($N = 30$). Hier fand sich eine Mittelechoverlagerung in 10 Fällen, wobei der Verdacht auf eine Massenblutung geäußert wurde. Verlagerungen der Ventrikelebene wurden in 6 Fällen auf dem Bildschirm sichtbar.

Zu echoencephalographischen Verlaufsbeobachtungen von *posttraumatischen intracraniellen Hämatomen* hatten wir (mangels einer neurochirurgischen Abteilung) nur wenig Gelegenheit. Im akuten Stadium der Compressio war das Ventrikelsystem nur etwa bei jedem zweiten Patienten darstellbar. Nur in einem Fall (von 7) war der 3. Ventrikel über 8 mm (9 mm) weit. Es handelte sich dabei um einen 47 Jahre alten schizophrenen Mann, den wir bereits 6 Monate vorher einmal (i. R. einer anderen Studie) untersucht hatten (Abb. 49). Dieser Kranke bekam aus nicht geklärter Ursache einen ersten hirnorganischen Anfall bei dem er zu Boden stürzte und sich ein epidurales Hämatom zuzog. Durch die Compressio kam es zu einer Verschmälerung des Ventrikelmaßes von vorher 11 mm auf 9 mm.

Dieser Befund diente uns neben der Mittelechoverlagerung und der Ortung des Hämatom-Echos als zusätzlicher Hinweis für eine Druckerhöhung innerhalb der Schädelkapsel.

Zusammenfassend beträgt unseren Untersuchungen zufolge die *Treffsicherheit* der EVG für den 3. Ventrikel = 91,3% (unter Einschluß der Serie „Gesunde und Schizophrene" = 92,4%); für die Seitenventrikel = 59,7% und für die Temporalhörner (HMI) = 70,1% (s. Tabelle in Abb. 45). Diese Zahlen unterstreichen die Brauchbarkeit der EVG bei einem gemischt neuro-psychiatrischen Krankengut.

2. Forschung (*G. Güttler*[1] und *H. Krüger*)

Wie schon erwähnt hat sich der Autor während seiner Tätigkeit im Westfälischen Landeskrankenhaus Gütersloh im Rahmen der echoencephalographischen Routineuntersuchungen ganz vorwiegend mit der Hirnkammerweiterenbestimung befaßt. Während gleichzeitiger sozialpsychiatrischer Forschungsarbeit an langjährig hospitalisierten Schizophrenen (*Veltin, Krüger, Zumpe* und *Winkler, Krüger, Zumpe, Veltin* (1966—1969) erregte die 1966 auf dem Kongreß der DGPN zwischen *Lauber* und *Huber* geführte Diskussion der Frage, ob hinsichtlich der Weite des Ventrikelsystems zwischen Gesunden und Schizophrenen signifikante Differenzen bestehen, unsere Aufmerksamkeit.

Die wissenschaftliche Auseinandersetzung über die Ventrikelweite bei Schizophrenen hat gezeigt, daß hier die pneumencephalographischen Untersuchungsergebnisse der obengenannten Autoren divergieren und die diesbezüglichen Ansichten in der Fachliteratur auf Grund unterschiedlicher Befunde z. T. weit auseinandergehen.

Nach der Einführung der auf *Dandy* und *Bingel* (1918, 1921) zurückgehenden Technik der Pneumencephalographie wurden von verschiedenen Forschern (*Jacobi* u. *Winkler* 1927, *Guttmann* 1929, *Lemke* 1936, *Yamamoto* 1940, *Kehrer* 1955, *Huber* 1957, 1961, 1966, *Hunter, Jones* u. *Cooper* 1968) hydrocephale Erweiterungen des Ventrikelsystems bei Schizophrenen beschrieben. Diesen Ergebnissen blieb aber nicht unwidersprochen. So fanden beispielsweise

---

[1] Inaugural-Dissertation: „Echoencephalographische Untersuchungen der 3. Hirnkammer bei Gesunden und Schizophrenen eines Landeskrankenhauses — statistische Untersuchungen an 1967 von *H. Krüger* gefertigten Echogrammen" Universität Münster, 1970.

Götte 1929, *Jantz* 1944, *Peltonen* 1962, *Lauber* 1965, *Storey* 1966 bei Schizophrenen keine hirnatrophische Veränderungen.

Im Zuge von Datenerhebungen in Richtung des sozialpsychiatrischen Forschungsprogramms (s. o.) wurde in den Jahren 1967/68 auch die Weite der 3. Hirnkammer nach der eingangs beschriebenen echoencephalographischen Methode bei 168 schizophrenen Männern und 137[1] gesunden Männern (Pfleger, Angestellte, Arbeiter und Ärzte des LKH Gütersloh) im Alter von 18 bis 67 Jahren untersucht.

Die Probanden wurden in 5 Altersgruppen eingeteilt. Zunächst wurde getrennt geprüft, ob signifikante Unterschiede in der Weite der 3. Hirnkammer zwischen den einzelnen Altersgruppen der gesunden Kontrollgruppe bestanden. (U-Test nach *Mann-Whitney*, Rang-Varianz-Analyse nach *Kruscal* und *Wallis*.) Bei *hirngesunden Erwachsenen* (Männern) erfolgt demnach eine signifikante Zunahme des Querdurchmessers des 3. Ventrikels erst nach dem 40. Lebensjahr (Tabelle Abb. 50). Zwischen dem 20. und 40. Lebensjahr konnten keine signifikanten Erweiterungen festgestellt werden (Tabelle Abb. 51).

Im Gegensatz zu der gesunden Probandengruppe bestehen zwischen benachbarten Altersgruppen *Schizophrener* signifikante Unterschiede hinsichtlich der Weite des 3. Ventrikels (Tabelle Abb. 52 und Abb. 53). Bis zum 50. Lebensjahr erweitert sich die 3. Hirnkammer Schizophrener kontinuierlich. Zwischen dem 51. und 60. Lebensjahr kommt es zu einer „passageren ventrikulären Remission"

1	2		3		4		5		6	
	I		II		III		IV		V	
Altersgruppe	16—30 J.		31—40 J.		41—50 J.		51—60 J.		61—67 J.	
Durchschnittsalter	25,4		35,1		45		55,6		63,1	
Anzahl	27		32		35		25		18	
3. Ventrikel in mm	abs.	%	abs.	%	abs.	%	abs.	%	abs.	%
5	2	7	2	6			3	12		
6	10	37	11	34	10	29	4	16	1	6
7	8	30	9	28	11	31	7	28	8	44
8	4	15	7	22	6	17	7	28	6	33
9	1	4	3	10	8	23	2	8	2	11
10	2	7					2	8	1	6
Mittelwert in mm	6,9		6,9		7,3		7,3		7,7	
Zentralwert in mm	6,7		6,8		7,2		7,3		7,5	
Standardabweich. s	1,3		1,1		1,1		1,4		1,0	
Bereich —2s bis +2s	4,3—9,5		4,7—9,1		5,1—9,5		4,5—10,1		5,7—9,7	
Weite des 3. Ventrikels										
> 7 mm	26%		32%		40%		44%		50%	
> 8 mm	11%		10%		23%		16%		17%	
> 9 mm	7%		—		—		8%		6%	

Abb. 50. Echomeßwerte von der Weite der 3. Hirnkammer bei 137 hirngesunden Männern verschiedener Altersgruppen.

---

[1] Bei 144 Gesunden gelang die Messung der 3. Hirnkammer in 137 Fällen (s. Abb. 45).

U-Test (*Mann-Whitney*)

Rangvarianzanalyse (*Kruskal* u. *Wallis*)	H = 448	df = 4	p < 0,001

U-Test (*Mann-Whitney*)	z	p <
I/II	0,2928	0,77
II/III	1,3596	0,18
III/IV	0,1387	0,89
IV/V	0,9458	0,35
I/III	3,4811	**0,001**
I/IV	1,1393	0,26
I/V	2,3796	**0,02**
II/IV	0,9767	0,35
II/V	2,2122	**0,03**
III/V	1,0728	0,29
I–II/III–V	2,3778	**0,02**
Korrelation (*Spearmann*)*	$r_s = 0,18$	p < 0,02
Korrelation (*Kendall*)**	$\tau = 0,43$	p < 0,001

* für die einzelnen Jahrgänge berechnet
** Jahrgänge zu Fünfergruppen zusammengefaßt

Abb. 51. Übersicht über die statistischen Kennwerte für die 5 Altersgruppen Gesunder.

1	2		3		4		5		6	
Altersgruppe	I 18—30 J.		II 31—40 J.		III 41—50 J.		IV 51—60 J.		V 61—77 J.	
Durchschnittsalter	26,2		35,1		45,7·		55,7		65,1	
Anzahl	41		47		34		22		24	
3. Ventrikel in mm	abs.	%	abs.	%	abs.	%	abs.	%	abs.	%
5	1	2								
6	1	2	1	2						
7	7	17	6	13			3	14		
8	17	42	14	30	10	29	9	40	5	21
9	6	15	9	19	6	18	3	14	5	21
10	6	15	6	13	9	26	3	14	10	42
11	2	5	3	6	3	9	3	14	1	4
12	1	2	6	13	4	12	1	4	2	8
13			1	2	1	3				
15			1	2					1	4
16					1	3				
Mittelwert in mm	8,4		9,2		9,8		8,9		9,8	
Zentralwert in mm	8,2		8,8		9,6		8,4		9,7	
Standardabw. s	1,4		1,9		1,8		1,5		1,6	
Bereich —2s bis +2s	5,6—11,2		5,4—13,0		6,2—13,4		5,9—11,9		6,6—13,0	
Weite des 3. Ventrikels										
> 7 mm	79%		85%		100%		86%		100%	
> 8 mm	37%		55%		71%		46%		79%	
> 9 mm	22%		36%		53%		32%		58%	
> 10 mm	7%		23%		27%		18%		16%	

Abb. 52. Echomeßwerte von der Weite der 3. Hirnkammer bei 168 schizophrenen Männern verschiedener Altersgruppen.

Rangvarianzanalyse (*Kruskal* u. *Wallis*)	H = 552	df = 4	p < 0,001
U-Test (*Mann-Whitney*)	z		p <
I/II	1,9700		**0,05**
II/III	1,6028		0,11
III/IV	2,0533		**0,05**
IV/V	2,0490		**0,05**
I/III	3,6010		**0,001**
I/IV	1,0901		0,28
I/V	3,5259		**0,001**
II/IV	0,6468		0,52
II/V	1,6315		0,11
III/V	0,1058		0,92
Korrelation (*Spearmann*)	$r_s = 0,27$		p < 0,001
Korrelation (*Kendall*)*	$\tau = 0,4110$		p < 0,001

* Jahrgänge zu Fünfergruppen zusammengefaßt

Abb. 53. Übersicht über die statistischen Kennwerte für die 5 Altersgruppen Schizophrener.

U-Test (*Mann-Whitney*) Altersgruppe	z	p <
I	4,1671	0,001
II	5,4537	0,001
III	5,6189	0,001
IV	3,3231	0,001
V	4,4529	0,001
I–V	10,0375	0,001

Abb. 54. Statistische Kennwerte zum Vergleich von Meßwerten des 3. Ventrikels bei gesunden und schizophrenen Männern gleicher Altersgruppen.

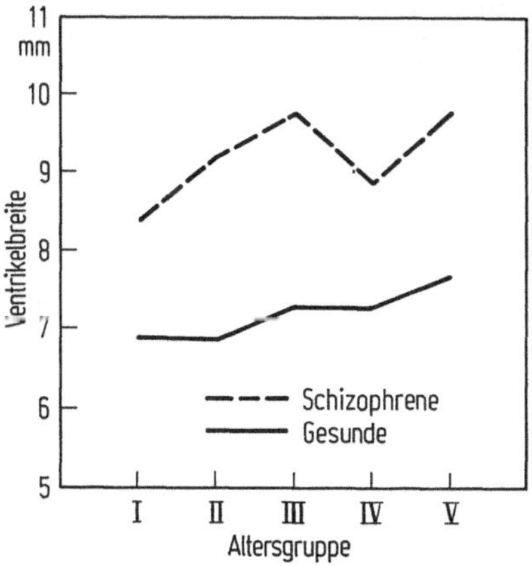

Abb. 55. Zunahme der Ventrikelbreite mit dem Alter bei gesunden und schizophrenen Männern.

(*Güttler*), wobei klinisch eine Beziehung zum sog. „2. Knick", d. h. zum mildernden Einfluß des höheren Lebensalters zu diskutieren wäre. Bei den über 60jährigen erfährt die durchschnittliche Ventrikelweite wieder eine Zunahme.

In einem weiteren Schritt haben wir geprüft, ob hinsichtlich der Weite des 3. Ventrikels zwischen Gesunden und Schizophrenen der gleichen Altersgruppe signifikante Differenzen bestehen. Die Abb. 54 gibt eine Übersicht über die Ergebnisse der statistischen Signifikanzprüfungen. Der Mann-Whitney-U-Test zeigt hochsignifikante Unterschiede ($p < 0{,}001$) zwischen beiden Versuchsgruppen. Die Mittelwerte der Altersgruppen der Gesunden steigen von Gruppe I mit 6,9 mm auf 7,7 mm der Gruppe V an. Die Mittelwerte der Altersgruppen der Kranken entsprechend von 8,4 mm auf 9,8 mm (s. Abb. 55 Tabelle in Abb. 50 u. 52). Bei der Gruppe der Schizophrenen liegen die Meßwerte der 3. Hirnkammer bis zu 27% oberhalb der doppelten Standardabweichung der Gesunden. (Altersgruppe I = 7%, II = 23%, III = 27%, IV = 17%, V = 16%.)

So eindeutig auch die Weite der 3. Hirnkammer bei der Gruppe der Schizophrenen sich von den Meßwerten bei der gesunden Kontrollgruppe unterscheidet, so groß wird die Schwierigkeit, will man im einzelnen eine Normweite bzw. einen Normbereich abgrenzen von Querdurchmessern, die als Ausdruck einer pathologischen Erweiterung des 3. Ventrikels zu werten sind. Wir finden zwar bei rund 80 z. T. bis 100% der Kranken eine Ventrikelweite von 8 mm und darüber, Werte, die *Huber* (1957, 1961) bei luftencephalographischer Bestimmung als pathologisch einordnen würde, doch weisen auch die Angehörigen der klinisch hirngesunden Kontrollgruppe in 30—50% der Fälle ebenfalls Querdurchmesser von 8 mm und darüber auf. Die Häufigkeitsverteilungen der Ventrikelmaße unserer beiden Versuchsgruppen überlagern sich derart, daß der Bereich der doppelten Standardabweichung in jeder Kurve sich über rund 3 bis 4 mm Ventrikelweite deckt. D. h. mit anderen Worten: innerhalb der 2-Sigmagrenze der Kontrollwerte befinden sich rund 70% der bei der Schizophrenen-Gruppe gemessenen Werte bzw. nur bei etwa 30% der Kranken haben einen Ventrikelquerdurchmesser, der oberhalb der 2-Sigma-Grenze der Kontrollwerte der Gesunden liegt. Da hier lediglich von einer echoencephalographisch meßbaren Erweiterung der 3. Hirnkammer die Rede ist, ist hinsichtlich der Deutung der Befunde als normal oder pathologisch nichts präjudiziert. Die Voraussetzung für eine derartige Klassifizierung wäre die Festlegung der Normgrenzen im Echogramm. Solche Normgrenzen (2-Sigma-Bereich) sind bisher von *Feuerlein* u. *Dilling* (1967) *Huber* u. *Patiri* (1967), *Betz* u. *Huber* (1968), *Betz* u. *Kleinöder* (1968), *Schüttler* u. *Huber* (1969) und *Krüger, Zumpe* u. *Veltin* (1967) erarbeitet worden (siehe auch Abb. 56).

Altersgruppen		2—14	16—30	31—40	41—50	51—60	61—67	über 70
Fälle	♂ eigene		27	32	35	25	18	
N ♀♂	*Feuerlein* et al.	90	60					50
♂	*Huber* u. *Betz*		110					
♀	*Huber* u. *Patiri*		51	49				
3. V.	eigene		6,9	6,9	7,3	7,3	7,7	
mm	*Feuerlein* et al.	4,9	5,1					7,2
M	*Huber* u. *Betz*		5,5					
	Huber u. *Patiri*		4,9	5,5				
	eigene		4,3—9,5	4,7—9,1	5,1—9,5	4,5—10,1	5,7—9,1	
± 2 s	*Feuerlein* et al.	3,4—6,4	3,6—6,6					4,2—10,2
	Huber u. *Betz*		4,6—6,4					
	Huber u. *Patiri*		4,1—5,8	4,6—6,9				

Abb. 56. Tabelle zum Vergleich von Normweitenbestimmungen des 3. Ventrikels. Untersuchungsergebnisse verschiedener Autoren.

Die Gegenüberstellung unserer Normalgruppe und der Krankengruppen aber zeigt, daß sich die Meßwertverteilungen beider Gruppen überschneiden. Infolge dieser Überlegungen ist, wie *Vogel* 1966 in seinen Überlegungen zur Lauberschen Monographie (1965) ausführt, die Wahrscheinlichkeit eines Fehlers erster Art (d. h. die Annahme „gesund" zu verwerfen, obwohl sie zutrifft) und die Wahrscheinlichkeit eines Fehlers zweiter Art (d. h. die Annahme „krank" zu verwerfen, obwohl sie zutrifft) gegeben.

Im Zuge weiterer Rechenoperationen wurden die *Beziehungen zwischen Ventrikelweite und Krankheitsdauer, Remissionsgrad* und *somatischen Behandlungsmethoden* näher untersucht. Die statistische Berechnung des Zusammenhangs

1	2	3	4	5	6	7	8	9	10	11
Krankheitsdauer in Jahren	I	II	III	IV	V	VI	VII	VIII	IX	X
	0—1	2—5	6—10	11—15	16—20	21—25	26—30	31—35	36—40	41—45
Durchschnittsalter	28,5	27,9	34,5	39,1	46,6	53,3	61,3	59,8	67,0	59,0
Anzahl	11	19	31	35	27	12	12	5	6	2
3. Ventrikel in mm										
5	1	—	—	—	—	—	—	—	—	—
6	—	1	—	1	—	—	—	—	—	—
7	1	3	6	2	—	1	2	—	—	—
8	5	9	5	16	8	4	2	2	1	—
9	2	1	10	5	3	2	1	1	1	2
10	2	4	5	4	8	3	5	1	3	—
11	—	1	2	—	5	—	1	—	—	—
12	—	—	2	4	3	2	—	1	1	—
13	—	—	—	2	—	—	—	—	—	—
14	—	—	—	—	—	—	—	—	—	—
15	—	—	1	—	—	—	—	—	—	—
16	—	—	—	1	—	—	—	—	—	—
Mittelwert in mm	8,2	8,4	9,1	9,2	9,7	9,3	9,6	9,4	9,8	9,0

Abb. 57. Echogramme des 3. Ventrikels bei 160 Schizophrenen mit unterschiedlicher Krankheitsdauer.

Rangvarianzanalyse (*Kruskal* u. *Wallis*)	$H = 522$	$df = 5$	$p < 0,001$
U-Test (*Mann-Whitney*)		z	p <
I/II		0,0161	0,99
II/III		1,4719	0,15
III/IV		0,6126	0,55
IV/V		1,7363	0,09
V/VI—X		0,6481	0,52
I + II/V		2,0274	**0,05**
I—III/IV—V		2,1397	**0,04**
Korrelation (*Spearmann*)		rf = 0,25	$p < 0,001$
Korrelation (*Kendall*)*		$\tau = 0,39$	$p < 0,001$

* Jahrgänge zu Fünfergruppen zusammengefaßt

Abb. 58. Übersicht zum Vergleich der statistischen Kennwerte von Patientengruppen mit verschiedener Krankheitsdauer.

zwischen Weite des 3. Ventrikels und der Krankheitsdauer stützt sich auf die echoencephalographischen Untersuchungsergebnisse bei 160 Versuchspersonen. Nach ihrer Krankheitsdauer wurden die Patienten in zehn 5-Jahresgruppen zusammengefaßt (Abb. 57). Die Abb. 58 vermittelt eine Übersicht über die Resultate der Signifikanzprüfungen. (Die Patienten der Gruppen VI bis X mußten wegen der geringen Fallzahlen zusammengefaßt werden.) Die Rangvarianzanalyse ergab einen hochbedeutsamen Unterschied zwischen den Patientengruppen. Die paarweise Unterschiedsanalyse jeweils benachbarter Krankengruppen (I bis V) ließ jedoch keinen signifikanten Unterschied im U-Test erkennen. Das hochsignifikante Ergebnis der Rangvarianzanalyse ist durch die bedeutsamen Unterschiede zwischen *nicht* benachbarten Krankengruppen, z. B. I/II (Krankheitsdauer bis 5 Jahre) und V (Krankheitsdauer 16 bis 20 Jahre) bedingt (Abb. 58). Einen statistischen Vergleich der Gruppen I bis III (Krankheitsdauer bis 10 Jahre) und IV bis V (Krankheitsdauer 11 bis 20 Jahre) ergibt im U-Test einen signifikanten Unterschied auf dem 4%-Niveau (Abb. 58). Die Rang-Korrelationskoeffizienten (*Spearman* und *Kendall*) ergaben mit 0,25 bzw. 0,39 ($p < 0,001$) einen bemerkenswerten Zusammenhang zwischen Ventrikelweite und Krankheitsdauer. Auf den amplifizierenden Einfluß der Krankheitsdauer auf das Hirnkammersystem bei Schizophrenen haben bereits *F. Guerner* et al. (1935), *Kisimoto* (1936), *Yamamoto* (1940), *Santagati* u. *de Sanctis* (1952), *Huber* (1957), *Nagy* (1959) und *Skoda* (1964) aufmerksam gemacht.

Die statistische Untersuchung der Beziehung zwischen dem psychopathologisch definierten „*Defektsyndrom*" (Defektgrade bei schizophrenen Psychosen nach *Huber* (1957)) „Persönlichkeitsabwandlung" — *Schindler* (1964), „Reduktion des energetischen Potentials" — *Conrad* (1958), „Verlust der Spannweite des intentionalen Bogens" — *Beringer* (1942), „dynamische Entleerung" — *Janzarik* (1959)) und der echoencephalographisch bestimmten Weite des 3. Ventrikels erfolgte an 120 männlichen Schizophrenen der Remissionsgradgruppen I bis IV nach *Huber* (1957). Die Zuordnung unserer Patienten zu den Defektgradgruppen I bis IV erfolgte nach den von *Huber* 1957 angegebenen klinischen und sozialen Kriterien unter Berücksichtigung des *Kornhuber*schen Postulats (Einteilung in die diversen Defektgradgruppen ohne Kenntnis des röntgenologischen bzw. in unserem Falle des echoencephalographischen Befundes). Das Fehlen von defektfrei remittierten Schizophrenen (Remissionsgradgruppe I) ist darauf zurückzuführen, daß unsere Untersuchungen vorwiegend an Patienten aus Abteilungen für chronische Kranke vorgenommen wurden.

Die Ergebnisse der statistischen Analysen (U-Test nach *Mann-Whitney*, Korrelation nach *Kendall*) erwiesen sich für die Beziehung: Remissionsgrad und Ventrikelweite signifikanter als für die Beziehung zwischen Ventrikelweite und Krankheitsdauer (Abb. 59, 60).

Im U-Test fanden sich bedeutsame Unterschiede besonders zwischen den Remissionsgradgruppen II und IV. Der Kendall-Rank-Korrelationskoeffizient erwies sich mit $\tau = 0.63$ ($p < 0,001$) als bemerkenswert hoch. Dem Ausmaß der Ventrikeldilatation entsprechend konnte aber auch ein Anstieg des durchschnittlichen Lebensalters und der mittleren Krankheitsdauer errechnet werden (Abb. 59) ein Tatbestand, der bei der Valenzanalyse der 3 Faktoren: Krankheitsdauer, Lebensalter, Defektgrad noch zu diskutieren sein wird.

1		2		3		4	
Remissionsgradgruppe		II		III		IV	
Durchschnittsalter		29,1		40,0		54,0	
Durchschnittliche Krankheitsdauer		6,1		12,7		23,8	
Anzahl		17		49		53	
3. Ventrikel in mm		abs.	%	abs.	%	abs.	%
	6	1	5,9	—	—	—	—
	7	3	17,6	5	10,2	2	3,8
	8	7	41,2	8	36,8	15	28,3
	9	3	17,6	8	16,3	10	18,9
	10	1	5,9	9	18,4	15	28,3
	11	1	5,9	2	4,1	5	9,4
	12	—	—	5	10,2	5	9,4
	13	1	5,9	1	2,0	—	—
1	14	—	—	—	—	—	—
	15	—	—	—	—	1	1,9
	16	—	—	1	2,0	—	—
Mittelwert in mm		8,5		9,2		9,5	

Abb. 59. Echogramme der 3. Hirnkammer in Beziehung zum Remissionsgrad.

U-Test (*Mann-Whitney*) Remissionsgrade	z	p <
II/III	1,6073	0,11
III/IV	1,3392	0,19
II/IV	2,5866	**0,01**

Korrelation (*Kendall*) I—IV*
Remissionsgrad/3. Ventrikel $\tau = 0,63$ p $< 0,001$
Remissionsgrad/Alter $\tau = 0,95$ p $< 0,001$

* N = 120, da ein Patient der Remissionsgradgruppe I mitberücksichtigt wurde.

Abb. 60. Statistische Kennwerte zum Vergleich Schizophrener verschiedener Remissionsgrade.

U-Test (*Mann-Whitney*) Altersgruppe	z	p <
I	0,6450	0,52
II	0,5268	0,60
III	2,0815	**0,04**
IV	1,5628	0,12
V	0,9685	0,34
I–V	1,0133	0,32
III–V	2,5937	**0,01**

Abb. 61. Statistische Kennwerte zum Vergleich krampfbehandelter und nicht krampfbehandelter Schizophrener der gleichen Altersgruppe.

Darüberhinaus sind wir der Frage nachgegangen, ob möglicherweise früher angewandte konvulsive Behandlungsverfahren (Insulin, Cardiazol, E. S.) einen Einfluß auf die echoencephalographischen Meßwertergebnisse der 3. Hirnkammer unserer Patienten gehabt haben. Wir verglichen eine Gruppe konvulsionsbehandelter Patienten ($N = 90$) mit Kranken, die keiner Krampfbehandlung

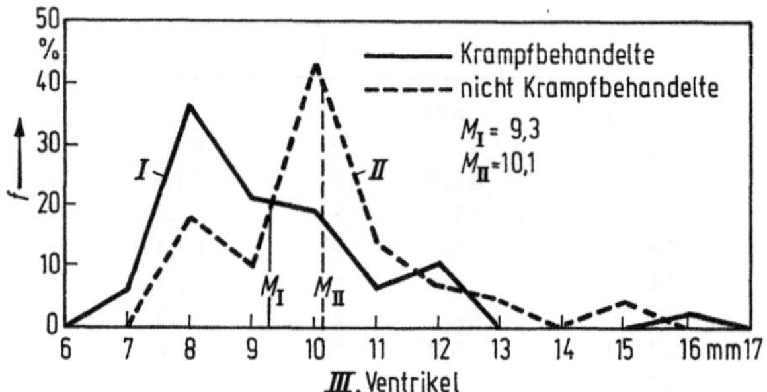

Abb. 62. Verteilungskurven der Meßwerte von der Weite des 3. Ventrikels bei krampfbehandelten und nicht krampfbehandelten Schizophrenen der Altersgruppen III—V.

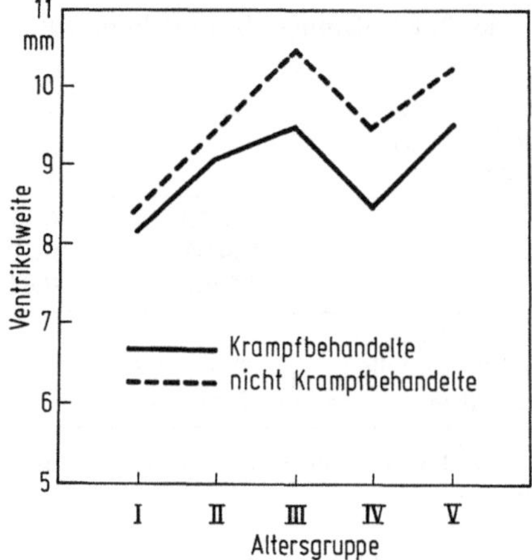

Abb. 63. Zunahme der Ventrikelweite mit dem Alter bei krampfbehandelten und bei nicht krampfbehandelten.

unterzogen worden waren ($N = 78$). Die statistischen Daten, die sich aus dem Vergleich beider Gruppen bei korrelativer Berücksichtigung des Alters (Altersgruppen in 10-Jahresabschnitten, I bis V) errechnen ließen, sind in Abb. 61 enthalten. Im U-Test fanden sich keine signifikanten Unterschiede zwischen der Gesamtheit beider Patientengruppen. (Lediglich die Gruppe III = 41 — 50 Jahre zeigte ein signifikantes Resultat: Krampfbehandelte: 3. Ventrikel $M = 9,5$ mm, nicht Krampfbehandelte: 3. Ventrikel $M = 10,5$ mm). Eine gesonderte statistische Analyse der Altersgruppen III bis V ergab jedoch einen sehr bedeutsamen Unterschied zwischen krampfbehandelten und nicht krampfbehandelten Schizo-

phrenen (Abb. 61). Aus den Abb. 62 und 63 geht hervor, daß bei den nicht krampfbehandelten schizophrenen Patienten eher höhere Querdurchmesser des 3. Ventrikels gemessen wurden als bei krampfbehandelten, wobei sich mit zunehmendem
Alter die Tendenz einer Zunahme der Differenz der Meßwerte zwischen beiden
Patientengruppen abzeichnet.

Mit *Stallworthy* u. *Savage* (1936) und *Huber* (1957) kommen wir im Gegensatz
zu *Ulrich* (1949) und *Heidrich* (1959) zu dem Schluß, daß Konvulsionsbehandlungen bei Schizophrenen nicht zu Erweiterungen des 3. Ventrikels, d. h. mit anderen
Worten zu stammhirnbetonten Atrophien führen. Die vom unbehandelten Krankengut gefertigten Echogramme erreichten durchschnittlich sogar höhere Meßwerte des 3. Ventrikels, als die der Konvulsionsbehandelten. Die Differenz war
bei den über 40jährigen statistisch signifikant. Zur Aufklärung der Ursachen
dieses Phänomens allerdings bedürfte es einer größeren Population unter Mitein-
beziehung weiterer Variabler (Anzahl und Art der Konvulsionsbehandlungen,
Auswahlkriterien bzw. Indikationsstellungen zur Schockbehandlung, Alter zum
Zeitpunkt der konvulsiven Therapie, Berücksichtigung neuroleptischer Kuren
usw.).

Während bisher die Beziehungen zwischen Ventrikelweite und der genannten
Variablen (Krankheitsdauer, Alter, Remissionsgrad) isoliert betrachtet wurden,
sollen die einzelnen Faktoren nunmehr auf ihre Entfaltungsstärke bei Kombi-
nation mehrerer Variabler untersucht werden.

Ventrikelweite, Alter und Krankheitsdauer

Um die Valenzstärke von Alter und Krankheitsdauer im Hinblick auf die
Weite des 3. Ventrikels bei Schizophrenen abzuklären, haben wir zwei Gruppen
31 bis 50 Jahre alter Patienten unterschiedlicher Krankheitsdauer aber annähernd
gleichen Durchschnittsalters miteinander verglichen (Abb. 64). Es ergaben sich
keine statistisch signifikanten Unterschiede zwischen beiden Gruppen. Bei konstant gehaltenem Durchschnittsalter und unterschiedlicher Krankheitsdauer sind
die Querdurchmesser der 3. Hirnkammer Schizophrener gleich groß. Für die
Hirnkammerweite scheint also mehr der Faktor Lebensalter als der Faktor
Krankheitsdauer ausschlaggebend zu sein. Mit Hilfe der Spearmanschen und
Kendallschen Rangkorrelation und einem als Partialkorrelation bezeichneten
Verfahren haben wir versucht, den Einfluß eines dritten Merkmals auf zwei Variable auszuschalten. Für die Korrelation zwischen Alter und Weite des 3. Ventrikels, die vom Einfluß der Krankheitsdauer bereinigt wurde, errechnete sich
ein stärkerer Zusammenhang als die vom Einfluß des Lebensalters befreite Korrelation zwischen Krankheitsdauer und 3. Ventrikelweite (Abb. 65). Auch dieses
Ergebnis muß dahingehend interpretiert werden, daß dem Lebensalter gegenüber
der Krankheitsdauer der dominierende Einfluß auf die ventrikuläre Amplifikation
zukommt.

Huber (1957) billigt weder dem Lebensalter noch der Krankheitsdauer einen
wesentlichen Einfluß auf die Weite der 3. Hirnkammer zu. Seiner Meinung nach
besteht lediglich eine eindeutige Korrelation zwischen pathologischem pneumencephalographischem Befund und Defektgrad. *Nagy* (1959) stellte bei weiblichen
Schizophrenen eine Beziehung zwischen der Dauer der Krankheit und der Häufigkeit pathologischer pneumencephalographischer Befunde unabhängig vom Alter

fest. Seine Resultate sind den unseren in bezug auf den dominierenden Einfluß des Lebensalters ebenfalls entgegengesetzt.

1	2		3	
Krankheitsdauer	0—10 Jahre		11—20 Jahre	
Durchschnittsalter	37,8		39,6	
Durchschnittliche Krankheitsdauer	6,0		15,2	
Anzahl	23		46	
3. Ventrikel in mm	absolut	%	absolut	%
5	—	—	—	—
6	1	4	—	—
7	4	18	2	4
8	3	13	19	41
9	8	35	4	9
10	4	18	9	20
11	1	4	3	7
12	1	4	6	13
13	—	—	2	4
14	—	—	—	—
15	1	4	—	—
16	—	—	1	2
Mittelwert in mm	9,04		8,95	
U-Test (Mann-Whitney)	$z = 0,8864$		$p < 0,38$	

Abb. 64. Echogramme des 3. Ventrikels bei Schizophrenen mit differierender Krankheitsdauer bei Konstanthaltung des Alters. Altersgruppe 31—50 Jahre.

Korrelation	*Spearmann*	*Kendall**
3. Ventrikel/Krankheitsdauer	$r_s = 0,25$ $p < 0,001$	$\tau = 0,39$ $p < 0,001$
3. Ventrikel/Alter	$r_s = 0,27$ $p < 0,001$	$\tau = 0,41$ $p < 0,001$
Krankheitsdauer/Alter	$r_s = 0,79$ $p < 0,001$	$\tau = 0,93$ $p < 0,001$
Partialkorrelation		
Alter ausgeschaltet:	0,06	0,03
Krankheitsdauer ausgeschaltet:	0,13	0,14

* Jahrgänge in Fünfergruppen zusammengefaßt.

Abb. 65. Korrelationsstatistische Ergebnisse zur Prüfung der Validität der Faktoren „Alter" und „Krankheitsdauer".

Weite des 3. Ventrikels, Remissionsgrad und Lebensalter

Entsprechend der Schwere des psychopathologischen Syndroms erweitert sich der Transversaldurchmesser des 3. Ventrikels. Die Differenz zwischen den Remissionsgraden II und IV ist signifikant. Es besteht eine gesicherte Korrelation zwischen dem Ausmaß des schizophrenen Persönlichkeitswandels, dem Lebensalter und der Krankheitsdauer. (Remissionsgrad/Alter: $\tau = 0.95$, $p < 0,001$;

Remissionsgrad/Weite des 3. Ventrikels: $\tau = 0.63$, $p < 0{,}001$; Remissionsgrad/ Krankheitsdauer: Kontingenzkoeffizient $C = 0.64$). Abb. 66 illustriert die Veränderung der Mittelwerte der drei Faktoren in den verschiedenen Remissionsgradgruppen. In der Gruppe II sind die Durchschnittswerte für die Weite der

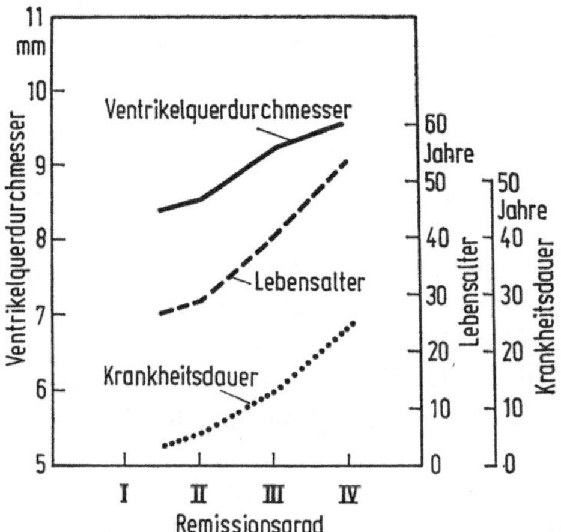

Abb. 66. Zunahme der Mittelwerte der Faktoren „Ventrikelquerdurchmesser", „Lebensalter" und „Krankheitsdauer" in den Remissionsgradgruppen II bis IV.

1	2		3		4	
Remissionsgradgruppe	II		III		IV	
Durchschnittsalter	39,1		39,8		43,6	
Durchschnittliche Krankheitsdauer	6,1		13,4		19,7	
Anzahl	7		24		18	
3. Ventrikel in mm	abs.	%	abs.	%	abs.	%
6	1	14	—	—	—	—
7	—	—	1	4	1	6
8	1	14	10	42	4	22
9	2	29	3	12	4	22
10	1	14	5	21	4	22
11	1	14	—	—	2	11
12	—	—	3	12	3	17
13	1	14	1	4	—	—
14	—	—	—	—	—	—
15	—	—	—	—	—	—
16	—	—	1	4	—	—
Mittelwert in mm	9,4		9,5		9,6	

U-Test (*Mann-Whitney*) Remissionsgrade	z	p <
II/III	0,2432	0,81
III/IV	0,6272	0,54
II/IV	0,1845	0,86

Abb. 67. Echogramme der 3. Hirnkammer von sogenannten Defektschizophrenen der Altersstufe 31—50 Jahre.

3. Hirnkammer, das Lebensalter und die Krankheitsdauer am niedrigsten, in Gruppe IV am höchsten. Daher ist der Einfluß alters- und krankheitsdauerbedingter Veränderungen auf die Weite des 3. Ventrikels zu diskutieren.

Die Valenzanalyse der Faktoren: „Alter" und „Krankheitsdauer" ergab einen gegenüber der Krankheitsdauer dominierenden Einfluß des Lebensalters auf die Ventrikelweite. Es bleibt zu untersuchen, ob die dem Ausmaß des psychopathologischen „Defektes" konsonante Erweiterung der 3. Hirnkammer im wesentlichen alters- oder remissionsgradbedingt ist.

Für jeden „Defektgrad" wurden die Echogramme nach Altersgruppen geordnet. Innerhalb derselben Altersgruppe wurde mittels des Mann-Whitney-U-Testes geprüft, ob signifikante Unterschiede zwischen den verschiedenen „Defektgraden" bestehen. Auf diese Weise wurde der Einfluß des Lebensalters auf die Weite des 3. Ventrikels konstant gehalten. Es konnte nun geprüft werden, ob der 3. Ventrikel von sog. Defektschizophrenen durch andere als durch gerontologische Faktoren beeinflußt wird. Aus numerischen Gründen wurde lediglich die Altersgruppe der 31- bis 50jährigen auf signifikante Unterschiede zwischen den Remissionsgradgruppen II bis IV untersucht. Nach Eliminierung des Lebensalters bestehen keine signifikanten Unterschiede mehr zwischen den Remissionsgraden II und IV, die vor der Ausschaltung altersbedingter Veränderungen aufgezeigt wurden. Auch zwischen den Remissionsgraden II und III bzw. III und IV finden sich keine signifikanten Differenzen (Abb. 67).

Bei Eliminierung des als Störvariable perzipierten Alters verschwindet der signifikante Unterschied zwischen den Remissionsgraden II und IV; woraus folgt, daß der mit dem schwereren psychopathologischen „Defekt" korrelierende größere Ventrikelquerdurchmesser im wesentlichen altersbedingt ist.

Die Abb. 67 zeigt außerdem den untergeordneten Einfluß der Krankheitsdauer auf die Weite der 3. Hirnkammer: trotz erheblich differierender Durchschnittswerte für die Krankheitsdauer in den verschiedenen Remissionsgradgruppen bestehen bei gleichbleibenden Altersmittelwerten keine signifikanten Unterschiede zwischen den Ventrikelweiten der verschiedenen Remissionsgradgruppen.

In Übereinstimmung mit den Ergebnissen von *Huber* (1961) wurde zunächst festgestellt, daß die Weite der 3. Hirnkammer mit dem Ausmaß des „Defektgrades" zunimmt. Das durchschnittliche Lebensalter der von *Huber* (1961) untersuchten „Defekt"-Schizophrenen war in der Gruppe IV der schweren „Defekte" mit dem höchsten Prozentsatz pathologischer pneumencephalographischer Befunde mit 36,7 Jahren am niedrigsten, in der Gruppe II mit der geringsten Quote pathologischer Pneumencephalogramme mit 39,8 Jahren am höchsten. Daher stellt *Huber* fest, daß eine eindeutige Korrelation zwischen Lebensalter und pathologischem pneumencephalographischem Befund in dem von ihm untersuchten Anstaltskrankengut nicht vorkommt. Obwohl auch unser Krankengut aus einem Landeskrankenhaus stammt, ist es in bezug auf das Lebensalter anders als das von *Huber* zusammengesetzt (Abb. 59). Während *Huber* gerade bei den stärkeren und schwereren „schizophrenen Defekten" eine Altersabhängigkeit der encephalographischen Veränderungen ausschließen konnte, ließ sich an unserem Krankengut zeigen, daß die echoencephalographischen Veränderungen im wesentlichen altersbedingt sind.

a) Zusammenfassung der Ergebnisse

I. Resultate der Analyse relevanter Einzelmerkmale:

1. Bei hirngesunden Erwachsenen erfolgt eine signifikante Zunahme des Transversaldurchmessers der 3. Hirnkammer erst nach dem 40. Lebensjahr. Zwischen dem 20. und 40. Lebensjahr vergrößert sich der Ventrikelquerdurchmesser nicht. Zwischen benachbarten Altersgruppen Hirngesunder bestehen keine signifikanten Unterschiede.

2. Im Gegensatz zu der gesunden Probandengruppe bestehen zwischen benachbarten Altersgruppen Schizophrener signifikante Unterschiede hinsichtlich der Weite des 3. Ventrikels. Bis zum 50. Lebensjahr erweitert sich die 3. Hirnkammer Schizophrener kontinuierlich; zwischen dem 51. und 60. Lebensjahr kommt es zu einer „passageren ventrikulären Remission" (*Güttler*) — klinisch ist die Inbeziehungssetzung zum sog. „zweiten Knick", zum mildernden Einfluß des höheren Lebensalters, zu diskutieren. Bei über 60jährigen Schizophrenen erfährt die durchschnittliche Weite des 3. Ventrikels wieder eine Zunahme.

3. Der 3. Ventrikel Schizophrener ist statistisch hochsignifikant gegenüber einer gleichaltrigen hirngesunden Kontrollgruppe erweitert. Infolge der erheblichen Überschneidung der Meßwerte beider Populationen ist die Festlegung von Normgrenzen aus der Gegenüberstellung von Gesunden und Schizophrenen nicht möglich.

4. Die 3. Hirnkammer von Schizophrenen, deren Krankheitsdauer bis zu 10 Jahren reicht, ist statistisch signifikant kleiner im Vergleich zu der von Schizophrenen mit 11 bis 20jähriger Krankheitsdauer.

5. Schizophrene der Remissionsgradgruppe IV haben gegenüber Patienten der Remissionsgradgruppe II signifikant größere Querdurchmesser der 3. Hirnkammer.

6. Der durchschnittliche Ventrikelquerdurchmesser ist bei krampfbehandelten Schizophrenen kleiner als bei nichtkrampfbehandelten. Bei den über 40jährigen Schizophrenen ist die Ventrikelweitendifferenz zwischen Kranken mit und ohne Konvulsionstherapie sehr signifikant. Unter dem Einfluß der Konvolsionsbehandlung kommt es offenbar nicht zu einer Atrophie stammhirnnaher Bereiche.

II. Resultate der Valenzanalyse

1. Für die Amplifikation der 3. Hirnkammer, die mit fortschreitender Krankheitsdauer eintritt, ist im wesentlichen der Einfluß des Lebensalters ausschlaggebend.

2. Die dem schwereren „psychopathologischen Defekt" entsprechenden größeren Ventrikelquerdurchmesser sind im wesentlichen altersbedingt.

Wenn nun die signifikanten Unterschiede der Ventrikelmaße bei Schizophrenen verschiedener Krankheitsdauer und verschiedener „Defektgrade" durch die Prävalenz altersabhängiger Vorgänge erklärt werden, so ist noch nicht zu verstehen, warum zwischen Gesunden und Schizophrenen gleichen Alters so hochsignifikante Unterschiede in den Ventrikelweiten gefunden wurden. Da unsere gesunden und schizophrenen Probanden zum Zeitpunkt der echoencephalographischen Untersuchung gleich alt waren, kann die Erweiterung der 3. Hirnkammer bei den Schizophrenen nur als ein der Psychose (bzw. dem Psychotisch-Sein) zugehöriger somatischer Befund gedeutet werden. Wenn auch die grobmorphologisch festgestellte Hirnkammererweiterung wegen der möglicherweise vielgestaltigen, bisher unbekannten Ursachen eine kausalgenetische Interpretation unmöglich erscheinen läßt, so sei hier erlaubt, anhand einiger Untersuchungsergebnisse eine Hypothese zu entwickeln: (Abb. 68).

1. In der Gruppe der bis 30jährigen gesunden und schizophrenen Probanden unterscheiden sich die Ventrikelmaße hochsignifikant (1%-Niveau — U-Test nach *Mann-Whitney*) voneinander.

2. Die Ventrikelmaße der bis 30jährigen Gesunden unterscheiden sich signifikant auf dem 2%-Niveau von den über 60jährigen Gesunden.

3. Die Ventrikelweiten bei bis 30jährigen Schizophrenen unterscheiden sich noch signifikant auf dem 4%-Niveau von den der über 60jährigen Gesunden.

4. Die Weite der 3. Hirnkammer der bis 25jährigen Schizophrenen differiert nun nicht mehr signifikant (62%-Niveau) im Vergleich mit über 60jährigen Gesunden.

1	2		3		4		5	
Altersgruppe	Gesunde 16—30		Schizophrene 18—30		Gesunde 61—67		Schizophrene 18—25 Jahre	
Durchschnittsalter	25,4		26,2		63,1		22,6	
Durchschnittliche Krankheitsdauer	—		5,6		—		3,6	
Anzahl	27		41		18		14	
3. Ventrikel in mm	abs.	%	abs.	%	abs.	%	abs.	%
5	2	7	1	2	—	—	1	7
6	10	37	1	2	1	6	—	—
7	8	30	7	17	8	44	5	36
8	4	15	17	42	6	33	5	36
9	1	4	6	15	2	11	—	—
10	2	7	6	15	1	6	1	7
11	—	—	2	5	—	—	2	14
12	—	—	1	2	—	—	—	—
13	—	—	—	—	—	—	—	—
Mittelwerte in mm	6,9		8,4		7,7		8,0	

U-Test (*Mann-Whitney*)

Altersgruppe bis 30 Jahre: Schizophrene/Gesunde	4,1671	0,001
Gesunde bis 30 Jahre/Gesunde über 60 Jahre	2,3796	0,02
Gesunde über 60 Jahre/Schizophrene bis 30 Jahre	2,1533	0,04
Gesunde über 60 Jahre/Schizophrene bis 25 Jahre	0,5026	0,62

Abb. 68. Echogramme des 3. Ventrikels bei Gesunden und Schizophrenen verschiedenen Lebensalters, und statistische Kennwerte zum Vergleich von Meßwerten des 3. Ventrikels bei Gesunden und Schizophrenen verschiedener Altersgruppen.

Während sich also die Ventrikelmaße Gesunder und Schizophrener der gleichen Altersgruppe (bis 30 Jahre) hochsignifikant voneinander unterscheiden und die Differenz der Ventrikelweiten zwischen über 60jährigen Gesunden und der bis 30 Jahre alten Schizophrenen noch signifikant ist, so unterscheiden sich die Ventrikelmaße nicht mehr zwischen den bis 25 Jahren alten Schizophrenen und den über 60jährigen Gesunden. Das heißt mit anderen Worten: zwischen jüngsten Schizophrenen und ältesten Gesunden besteht kein statistisch signifikanter Unterschied mehr hinsichtlich der Weite der 3. Hirnkammer. *An der Weite der 3. Hirnkammer gemessen sind junge Schizophrene so alt wie alte Gesunde.*

Daraus folgern wir die Hypothese, daß sich das psychopathologische Syndrom „Schizophrenie" in seiner somatischen Dimension als prävenierender Alterungsprozeß im Sinne einer Atrophie ventrikelnaher Stammhirnbereiche manifestiert. Ähnliche Prozesse, die im Senium stattfinden, können durch vorzeitiges Auftreten bei Schizophrenen pathognomonisch relevant werden.

Sehen wir in der schizophrenen „Persönlichkeitsabwandlung" nach *Schindler* (1964), oder in den „Defektgraden" nach *Huber* (1957) oder in der „dynamischen Entleerung von *Janzarik* (1959), in der „Reduktion des energetischen Potentials" nach *Conrad* (1958) das Ergebnis eines Hospitalisierungsschadens — hinlänglich bekannt als „Anstaltsartefakt" — so ist, schlicht ausgedrückt, eine Art von Inaktivitätsatrophie thalamischer hypothalamischer und limbischer Systeme durch Reizabschirmung zu diskutieren. Denkt man an die Experimente zur sensorischen Isolierung („sensory deprivation") bei Menschen, vor allem auch bei Gruppen hospitalisierter Schizophrener (*Venables* u. *Wing* (1962), *Lawes* (1963), *Sedmann* (1961), *Gaarder* (1963), *Fredericks* (1964) und *Rosenzweig* (1959) — *Gaarder*: „Mangel an Zufuhr komplexer organisierter sozialer Information" — und an Deprivationsversuche mit Tieren (*Becket* et al. (1963) sowie an Reizversuche (*Sem-Jacobsen*, 1959)) am „Substrat der Emotion" (Thalamus, Hypothalamus, limbisches System — *Cannon* et al. 1926, *Hess*, 1949, *Fulton* et al. 1929, 1951, *Klüver* et al. 1939, *McLean*, 1958) — dann ist unsere Hirnstammtheorie der von *Huber* entgegengesetzt: *Huber* (1957, 1961) sieht in dem Substanzverlust ventrikelnaher Zwischenhirnbereiche eine systemgebundene primäre Atrophie, wir dagegen meinen, daß es sich hier im Hinblick auf die, eine Reizabschirmungstheorie stützenden, Isolierungsversuche um eine sekundäre Insuffizienz ventrikelnaher Zwischenhirnbereiche handelt.

VIII. Schluß und Ausblick

Die Echoencephalographie ist in den letzten Jahren von verschiedensten Untersuchern methodisch so verfeinert worden, daß sie heute ihren festen Platz in der Diagnostik psychiatrisch-neurologischer Kliniken und Krankenhäuser eingenommen hat. Mittel-Echo-Lokalisation, Tumordiagnostik, Ortung von Haematomen und Cysten gehören bereits zu ihrem Repertoire. Dagegen setzten sich Ventrikelmessungen nur langsam durch. Noch heute beschränken sich die meisten Untersucher auf die Breitenmessung der 3. Hirnkammer. Von vielen Klinikern wird die Leistungsfähigkeit der echoencephalographischen Methode für die Seitenventrikel angezweifelt. Lediglich bei hydrocephalen Kleinkindern ist man geneigt, ihr diagnostische Valenz zuzubilligen. In vorliegender Arbeit haben wir zu zeigen versucht, daß sowohl Seitenventrikel als auch Temporalhörner echoencephalographisch darstellbar sind. Mit mathematisch statistischen Verfahren haben wir den Grad der Reliabilität und Validität der Echoencephalographie der verschiedenen Ventrikelabschnitte (3. Ventrikel, Seitenventrikel, Temporalhörner) festgelegt. Für unser Untersuchungsgut erwies sich die Echoventrikulographie als eine Meßmethode von beachtlicher diagnostischer Valenz. Die Grenzen der eindimensionalen Echoventrikulographie sind im wesentlichen methodischer Art und in den entsprechenden Kapiteln abgehandelt worden. Die Echoventrikulographie ist nicht in der Lage, die Pneumencephalographie aus der klinisch-neurologischen Diagnostik zu verdrängen. In ihrem (temporalen) Meßbereich aber übertrifft die Echoventrikulographie teilweise die Pneumencephalographie in ihrer Meßgenauigkeit. Dies gilt u. E. ganz besonders für die Breitenmessung der 3. Hirnkammer. Aus der Leistungsfähigkeit der Echoventrikulographie ergeben sich nun zahlreiche Möglichkeiten für klinische und wissenschaftliche Untersuchungen, von denen nur einige wenige hier genannt seien: Beliebig häufige Verlaufskontrollen bei hirnatrophischen Prozessen verschiedenster Genese (z. B. Atrophien nach Contusionen) werden künftig aufschlußreiche Ergebnisse liefern und die Kenntnis über Ausmaß, Stillstand oder Fortgang hirnanatomischer Veränderungen erweitern. Die Echoventrikulographie gestattet uns durch Messungen an gesunden Versuchspersonen zu seit langer Zeit offenen Fragen nach der Normweite des Ventrikelsystems Stellung zu nehmen. Darüber hinaus erlaubt uns die Echoventrikulographie zur Klärung der Kontroverse bezüglich der Größendifferenzen der Hirnkammern zwischen Schizophrenen und Gesunden beizutragen.

Wir hoffen, daß die Resultate dieser Studie und die sich daraus ergebenden Möglichkeiten für die Echoventrikulographie imstande sind, die Zahl der Skeptiker zu verringern und andere Kollegen zu neuen Untersuchungen anzuregen.

Literaturverzeichnis

Ambrose, J.: Some clinical applications of ultrasound. Brit. Med. J. Radiol. **36**, 302—312 (1963).

Ambrose, J.: Pulsed ultrasound. Illustrations of clinical applications. Brit. J. Radiol. **37**, 165—178 (1964). •

Becker, H., Kirbach, D., Günter, P.: Über Fehlerquelle bei der Echoencephalographie. Nervenarzt **40**, 35—40 (1969).

Beckett, P. G. S., Frohmann, C. E., Gottlieb, J. S., Mowbray, J. E., Wolf, R. C.: Schizophreniclike mechanisms in monkeys. Amer. J. Psychiat. **119/9**, 835—840 (1963).

Beringer, K.: Rhythmischer Wechsel von Enthemmtheit und Gehemmtheit als diencephale Antriebsstörung. Nervenarzt **15**, 225 (1942).

Betz, H. L., Huber, G.: The Correlation between Echo-Encephalographic and Pneumencephalographic Findings. Proceedings in Echoencephalography. Berlin/Heidelberg/New York: Springer 1968, p. 25.

Bingel, A.: Encephalographie, eine Methode zur röntgenologischen Darstellung des Gehirns. Fortschr. a. d. Gebiet d. Röntgenstrahlen **28**, 205—217 (1921)

Braak, J. W. G. ter, Grandia, W. A. M., Vlieger, M. de: Echoencephalography as an aid in the diagnosis of subdural and extradural haematomas. In: A. Biemond et al.: Recent Neurology Research, Amsterdam: Elsevier 1959, p. 37—45

Braak, J. W. G. ter, Crezée, P., Grandia, W. A. M., Vlieger, M. de: The significance of some reflections in „Echoencephalography". Acta neurochir. (Wien) **9**, 382—397 (1961)

Cannon, W. B., Britton, S. W.: Studies on the conditions of activity in endocrine glands. The influence of motion and emotion on medulloadrenal secretion. Amer. J. Physiol. **79**, 433—465 (1926)

Conrad, K.: Die beginnende Schizophrenie. Stuttgart: Thieme 1958

Dandy, W. E.: Ventriculography following the injection of air into the cerebral ventricles. Ann. Surg. Phila. **6**, 5—11 (1918),

Dilling, H., Feuerlein, W.: Altersbedingte Unterschiede in der echoencephalographischen Darstellbarkeit der medianen Hirnstrukturen. Arch. f. Psych. **209**, 404 (1967)

Dussik, K. Th.: Über die Möglichkeit, hochfrequente mechanische Schwingungen als diagnostisches Hilfsmittel zu verwenden. Z. ges. Neurol. Psychiatr. **174**, 153—168 (1942)
Ultraschall-Diagnostik, insbesondere bei Gehirnerkrankungen mittels Hyperphonographie. Z. phys. Therapie (Österr.) **1**, 140—145 (1948)
a) Zum heutigen Stand der medizinischen Ultraschallforschung. Wien. Klin. Wschr. **61**, 246—248 (1949)
b) Der Ultraschall in der Medizin, Zürich: S. Hirzel 1949
Weitere Ergebnisse der Ultraschalluntersuchung bei Gehirnerkrankungen. Acta neurochir. (Wien) **2**, 379—401 (1952)

Dussik, K. Th., Dussik, F., Wyt, L.: Auf dem Wege zur Hyperphonographie des Gehirns. Wien. Med. Wschr. **97**, 425—429 (1947)

Feuerlein, W., Dilling, H.: Zur Bestimmung des Mittelechos in der Echoencephalographie. Nervenarzt **36**, 401—403 (1965)
Das Echoencephalogramm des 3. Ventrikels in verschiedenen Lebensaltern. Arch. Psychiatr. Nervenkr. **209**, 137—147 (1967)

Feuerlein, W., Heyse, H.: Die Weite der 3. Hirnkammer bei Alkoholikern. Arch. f. Psych. **213**, 78 (1970)

Fischer, G., Revol, M., Munier, F., Gerin, P., Courjon, J., Wertheimer, P.: L'ého-encéphalographie. Neurochirurgia **10**, 45—58 (1967)

Fliege, K., Backmund, H., Feuerlein, W.: Probleme und Ergebnisse bei der vergleichenden Messung des 3. Ventrikels durch Echo-Eg. und PEG. Arch. Psychiatr. Nervenkr. **211**, 333—342 (1968)

Fliege, K., Backmund, H., Feuerlein, W.: Die Weite des 3. Ventrikels. Ergebnisse der vergleichenden Messung durch Echo-Eg und PEG. Vortr. 1. Weltkongreß f. Ultraschall i. d. Med. Wien: Kongreßbericht i. Druck b. Verl. d. Wien. Med. Akad. 1969

Ford, R. M.: Echoencephalography—a method of Estimating Frontal Midline Displacement. Proceedings in Echoencephalography. Berlin/Heidelberg/New York: Springer 1968, pp. 48—55

Ford, R. M., Ambrose, J.: Echoencephalography. The Measurement of the position of midline structures in the skull with high frequency pulsed ultrasound. Brain **86**, 189—196 (1963)

Ford, R. M., McRae, D. L.: Echoencephalography. A standardized technique for the measurement of the width of the third and lateral ventricles. In C. C. Grossmann et al.: Diagnostic ultrasound. New York: Plenum Press 1966, pp 117—129

Fredericks, J. A. M.: Sensore deprivatie. Ned. T. Geneesk. 108 (I)/**15**, 749—757 (1964)

Friedel, B.: Die Bestimmung des „Soll-Echos" zur besseren Indentifizierung des Mittelechos. Nervenarzt **39**, 71—75 (1968)

Fulton, J. F.: Frontal lobotomy and affective behavior. New York: Norton 1951

Fulton, J. F., Ingraham, F. D.: Emotional disturbances following experimental lesions of the base of the brain. J. Physiol. (Lond.) **67** (1929)

Gaarder, K.: A conceptual model of schizophrenia. Arch. gen. *Psychiat.* **8**, 590—598 (1963)

Geletnecky, C. L., Kazner, E.: Echoencephalography in the diagnosis of ventricular dilatation. Proceedings in Echoencephalography. Berlin/Heidelberg/New York: Springer 1968, pp. 122—132

Glötzner, F.: Das fronto-occipitale Echoencephalogramm. Nervenarzt **41**, 335—341 (1970)

Goette, K.: Über die Darstellung des Encephalogramms und seine Grenzen des Normalen und Pathologischen. Deutsche Zeitschr. f. Nervenhk. **110**, 9—66 (1929)

Gordon, D.: The use of ultrasonic rays in diagnostic radiology. Paper presented at 4th Symposium neuroradiol., London 1955. Publ. in: Ultrasound as a disgnostic and surgical tool. Edinburgh a. London: Livingstone 1964
Echoencephalography. Ultrasonic rays in diagnostic radiology. Brit. med. J. **5136**, 1500—1504 (1959)
Echoencéphalographie. Rev. neurol. **99**, 652—653 (1958)

Grossmann, C. C.: The use of diagnostic ultrasound in brain disorders. Springfield Ill.: C. Ch. Thomas 1966
The normal sonoencephalogram (SEG). Ultrasonic echoes and brain structures. Dis. nerv. Syst. **25**, 717—723 (1964)

Guerner, F., Fajardo, J., Yahn, M., da Silva, C. P.: Encephalographische Studien an Schizophrenen. Mem. Hosp. Iuquery (port.) **11/12** (1935), 195. Ref.: Zbl. ges. Neurol. Psychiat. **80** (1936), 502

Güttler, G.: Echoencephalographische Untersuchungen der 3. Hirnkammer bei Gesunden und Schizophrenen eines Landeskrankenhauses. Statistische Untersuchungen an 1967 von H. Krüger gefertigten Echogrammen. Inaug.-Diss. Univ. Münster 1970

Guttmann, L.: Störung der Liquorzirkulation und Liquorresorption bei Psychosen. Dtsch. Z. Nervenheilk. **111** (1929), 159

Güttner, W.: (persönliche Mitteilung.)

Güttner, W., Fiedler, G., Pätzold, J.: Über Ultraschallabbildungen am menschlichen Schädel. Acustica **2**, 148—156 (1952)

Heidrich, R.: Ventrikelerweiterungen nach Elektrokrampftherapie. Psychiat. Neurol. med. Psychiol. **11** (1959), 165—170

Hess, W. R.: Das Zwischenhirn. Basel: Schwabe 1949

Hofstätter, P. R.: Psychologie. Fischer Lexikon Bd. 6. Frankfurt: Fischer 1957.

Huber, G.: Pneumencephalographische und psychopathologische Bilder bei endogenen Psychosen: Berlin/Göttingen/Heidelberg: Springer 1957

Huber, G.: Klinische und neuroradiologische Untersuchungen an chronisch Schizophrenen. Nervenarzt **32**, 7—15, 1961

Huber, G.: Chronische Schizophrenie. Synopsis klinischer und neuro-radiologischer Untersuchungen an defektschizophrenen Anstaltspatienten. Einzeldarstellungen aus der theoret. u. klin. Med., Bd. 13. Heidelberg: Dr. A. Hüthig 1961

Huber, G.: Diskussion d. Vortr. v. Lauber: „Objektivierende Messungen des Hirnkammerbildes und der Intelligenz bei Schizophrenen" — In: Problematik, Therapie u. Rehabilitation der chronischen endogenen Psychosen (Kongr.ber. d. DGPN Düsseldorf 1966). Stuttgart: F. Enke 1967, p. 131

Huber, G., Betz, H., Kleinöder, I.: Echoencephalographische Untersuchungen der 3. Hirnkammer bei einer männlichen Normalbevölkerung. Nervenarzt 2, 82—84 (1968)

Huber, G., Patiri, C.: Das Echoencephalogramm des 3. Ventrikels bei einer weiblichen Normalbevölkerung. Arch. f. Psychiat. **210**, 61—67, 1967

Hunter, R., Jones, M., Cooper, F.: Modified lumbar air encephalography in the investigation of long-stay psychiatric patients. J. neurol. Sci. **6** (1968), 593—596. Ref.: Zbl. ges. Neurol. Psychiat. **194** (1969), 26

Ito, K.: The normal ultrasonoechogram by A-scope indication method. Diagnosis of brain desease by ultrasound. Tokyo: Shindan-To-Chiryo Sha, Co LTD, 1968, pp. 32—46

Jacobi, M.: Anwendungsmöglichkeiten u. Ergebnisse der Echoencephalographie im Kindesalter. Inaug. Diss. Univ. Erlangen 1966

Jacobi, W., Winkler, H.: Encephalographische Studien an chronisch Schizophrenen. Arch. Psychiat. **31**, 299 (1927)

Encephalographische Studien an Schizophrenen. Arch. Psychiat. **84**, 208 (1928)

Jantz, H.: Die Fortschritte der Röntgendiagnostik der Hirn- und Rückenmarksräume 1935 bis 1942. Fortschr. Neurol. Psychiat. **16**, 131 (1944)

Janzarik, W.: Dynamische Grundkonstellation in endogenen Psychosen. Berlin/Göttingen/Heidelberg: Springer 1959

Jefferson, A.: Some experiences with echoencephalography. J. Neurol. Psychiat. **22**, 83—84 (1959)

Clinical experiences with echoencephalography. Acta neurochir. (Wien) **10**, 392—409 (1962)

Jeppson, St.: Echoencephalography III. Further studie on the sources of the midline-echo and a clinical evaluation. Acta chir. scand. **119**, 455—462 (1960)

Echoencephalography IV. The midline-echo, an evaluation of its usefullnes for diagnosing intracranial expansivities and investigation into its sources. Acta chir. scand. **272**, 1—151 (1961)

Kazner, E., Schiefer, W.: Die Echoencephalographie bei raumfordernden Prozessen der hinteren Schädelgrube. Acta Neurochir. Vol. XIV, Fasc. **3—4**, 177—196 (1966)

Kehrer, H. E.: Der Hydrocephalus internus und externus. Seine klinische Diagnose und Therapie. Basel/New York: S. Karger 1955

Klein, H.: Neben- und Nachwirkungen bei intraspinaler Lufteinblasung. Münch. Med. Wschr. **I**, 984—985 (1923)

Kisimoto, K.: Beiträge zur Encephalographie der Schizophrenie, einschließlich der Resultate der fraktionierten Liquoruntersuchungen und der Einflüsse der Encephalographie auf das vegetative Nervensystem. Psychiatr. et Neur. japonica **40**, 1 1(936). Ref.: Zbl. ges. Neurol. Psychiat. **81**, 69 (1936)

Klüver, H., Bucy, P. C.: Preliminary Analysis of Functions of the Temporal Lobes in Monkeys. Arch. Neurol. Psychiat. **42**, 979—1005 (1939)

Krönlein, R. U.: Über die Trapanation bei Blutungen aus der A. meningica media und geschlossener Schädelkapsel. Dtsch. Zschr. Chir. **23**, 209 (1886)

Zur craniocerebralen Topographie. Beitr. klin. Chir. **22**, 364 (1898)

Krüger, H., Zumpe, V., Veltin, A.:
a) Echoencephalographische Untersuchungen der 3. Hirnkammer bei Gesunden verschiedenen Lebensalters. Arch. f. Psychiat. **210**, 161—168 (1967)
b) Das Echoencephalogramm des 3. Ventrikels bei Gesunden und Schizophrenen. Nervenarzt **38**, 412—414 (1967)
Zur Validität der Echoencephalographie der inneren Liquorräume. Nervenarzt **39**, 80—82 (1968)

Krüger, H., Thomas, E., Zumpe, V., Veltin, A.: Zur Echoencephalographie der 3. Hirnkammer Fortschr. f. Psych. u. Neurol. **36**, 680—691 (1968)

Krüger, H.: Veränderungen im Echoventrikulogramm (EVG) nach lumbaler Pneumencephalographie. Nervenarzt **40**, 566—573 (1969)

Larsby, H., Lindgren, E.: Encephalographic examinations of 125 institutional epileptics. Acta psychiat. et neurol. **15**, 337—352 (1940)

Lauber, H.: Das Pneumencephalogramm. Meßverfahren bei Erwachsenen. München: A. Barth 1965.
Objektivierende Messungen des Hirnkammerbildes und der Intelligenz bei Schizophrenen. In: Problematik, Therapie u. Rehabilitation der chronischen endogenen Psychosen. Kongr. ber. d. DGPN Düsseldorf: 1966. Stuttgart: F. Enke 1967, pp. 123—131

Lawes, T. G. G.: Schizophrenie, „Sernyl" and sensory deprivation. Brit. J. Psychiat. **109**, 243—250 (1963)

Leksell, L.: Echoencephalography I. Detection of intracranial complications following head injury. Acta chir. scand. **110**, 301—315 (1955/56)
Echoencephalography II. Midline-echo from the pineal body as an index of pineal displacement. Acta chir. scand. **115**, 255—259 (1958)

Lemke, R.: Untersuchungen über die soziale Prognose der Schizophrenie unter besonderer Berücksichtigung des encephalographischen Befundes. Arch. Psychiat. **104**, 89—136 (1936)

Lickint, K.: Vom Zweck des Liquorsystems. Nervenarzt XX **39**, 506—513 (1968)

Lienert, G. A.: Testaufbau und Analyse. Weinheim: J. Beltz 1961

Lithander, B.: a) The clinical use of Echoencephalography. Acta psychiat. scand. **35**, 241—244 (1960)
b) A control method for Echoencephalography. Acta psychiat. scand. **35**, 235—240 (1960)
a) Origin of Echoes in the Echoencephalography. J. neurol. psychiat. **24**, 22—31 (1961)
b) Clinical and experimental studies in Echoencephalography. Acta psychiat. scand. **36**, 159—165 (1961)

MacLean, P. D.: Contrasting Functions of Limbic and Neocortical Systems of the Brain and their Relevance to Psychophysiological Aspects of Medicine. Amer. J. Med. **25**, 611—626 (1958)

Mühlhäuser, O.: Verfahren zur Zustandsbestimmung von Werkstoffen, bes. zur Ermittlung von Fehlern darin. DRP 569598, 1931. Zit. bei Schiefer u. Kazner, 1967, p. 2

Nadjmi, M.: Relationship between radiological anatomy and Echoencephalography. Proceedings in Echoencephalography, Berlin/Heidelberg/New York: Springer 1968, pp. 27—32

Nagy, K.: Pneumencephalographische Befunde bei akuten und chronischen Psychosen. Arch. Psychiat. Nervenkr. **198**, 544—553 (1959). Die Ergebnisse wiederholter Pneumoencephalographie bei akuten und chronischen Psychosen. Wien Z. Nervenheilk. **18**, 357—368 (1961)
Pneumencephalographische Befunde bei endogenen Psychosen. Nervenarzt **34**, 543—548 (1963)

Newell, J. A.: a) The use of ultrasonics in medical diagnosis. Proc. 3th. Int. Conf. Med. Electron. London: Institution of Electrical Engineers 1961, pp. 422—424
b) Ultrasonic localisation. Brit. J. Radiol. **34**, 546—550 (1961)
Ultrasonics in medicine. Phys. in Med. Biol. **8**, 241—264 (1963)

Nürnberger, S., Schaltenbrand, G.: Messungen am Encephalogramm. Deutsch. Zschr. f. Nervenhk. **174**, 1—14 (1955)

Peltonen, L.: Pneumencephalographic studies on the third ventricle of 644 neuropsychiatric patients. Acta psychiat. scand. **38**, 15-34 (1962)

Pia, H. W., Geletnecky, C. L.: Echoencephalographie. Stuttgart: G. Thieme 1968.

Rosenzweig, N.: Sensory deprivation and schizophrenia. Amer. J. Psychiat. **116**, 326—335 (1959)

Santagati, F., Sanctis, T. de: Ricerche encefalografiche nella schizofrenia. Riv. sper. Freniatr. **76** (1952), 603—638. Ref.: Zbl. Neurol. Psychiat. **123** (1953), 349

Scheid, W.: Diagnose, Aufbau der Diagnose und Differentialdiagnose in der Neurologie. Nervenarzt **30**, 97—110 (1959)

Schiefer, W., Kazner, E., Brückner, H.: Die Echoencephalographie, ihre Anwendungsweise und klinische Ergebnisse. Fortschr. Neurol. Psychiat. **31**, 447—491 (1963)

Schiefer, W., Kazner, E., Kunze, St.: Ergebnisse der Echoencephalographie bei supratentoniellen Geschwülsten. Zbl. Neurochir. **26**, 281—295 (1965)

Schiefer, W., Kazner, E.: Klinische Echoencephalographie. Berlin/Heidelberg/New York: Springer 1967

Schiersmann, O.: Einführung in die Encephalographie. Stuttgart: G. Thieme 1952, 2. Aufl.

Schindler, R.: Die Dynamik der schizophrenen Persönlichkeitsabwandlung. Ref. Sammlg: Gütersloher Fortbildungswoche 1964, p. 71

Schüttler, R., Huber, G.: Echo- und pneumencephalographische Untersuchungen am 3. Ventrikel bei einer Durchschnittsbevölkerung. Vortr. a. d. 1. Weltkongreß f. Ultraschall i. d. Med., Wien: Kongreßber. u. Druck. b. Verl. d. Wien. Med. Akad. 1969

Sedmann, G.: „Brain-washing" and „sensory deprovation" as factors in the production of psychiatric states. The relations between such states and schizophrenia. Confin. Psychiat. (Basel) **4**, 28—44 (1961)

Sem-Jacobsen, C. W.: Depht-electrographic observations in psychotic patients. A system related to emotion and behavior. Acta Psychiat. scand. **34**, Suppl. **136**, 412—416 (1959)

Siegel, S.: Nonparametric statistics for the behavioral sciences. New York/Toronto/London: McGraw-Hill Book Co. 1956

Sjögren, I.: Comparative Studies of Echo-Ventriculography and cerebral Pneumography in infantile hydrocephalus and cerebral malformations. Proceedings in Echoencephalography. Berlin/Heidelberg/New York: Springer 1968, pp 135—143

Skoda, C.: Das Pneumencephalogramm und einige Fragen der klinischen Psychiatrie. Psychiat. Neurol. med. Psychol. **16** (1964), 108—119

Sokolow, S. J.: Zur Frage der Fortpflanzung ultraakustischer Schwingungen in verschiedenen Körpern. Elektr. Nachr. Techn. **6**, 454—461 (1929)

Stallworthy, K. R., Savage, P. P. E.: Clinical aspects of cerebral atrophy revealed by encephalography. (Klinische Betrachtungen über encephalographisch festgestellte Hirnatrophie.) Ref.: Zbl. Neur. **136** (1956), 109

Storey, P. B.: Lumbar air encephalography in chronic schizophrenia. A controlled experiment. Brit. J. Psychiat. **112** (1966), 135—144. Ref.: Zbl. ges. Neurol. Psychiat. 187 (1966/67), 524

Taylor, J. C., Newell, J. A., Karvounis, P.: Ultrasonics in the diagnosis of intracranial space occupying lesions. Lancet **I**, 1197—1199 (1961)

Uematsu, S.: Ultrasonic determination of the hemisphereal thickness for the diagnosis of hydrocephalus. In: C. C. Grossmann et al.: Diagnostic Ultrasound, New York: Plenum Press 1966, Op. 148—154

Ulrich, H.: Veränderungen des Liquorbildes und des Encephalogramms durch Cardiazolschock und Elektrokrampf. Psychiatr., Neurol. und med. Psychol. **1** (1949), 93—94

Umbach, W., Kley, M.: Untersuchungen mit Ultraschall zur Diagnose und Verlaufskontrolle des kindlichen Hydrocephalus. Dtsch. Med. Wschr. **90**, 1313—1315 (1965)

Venables, P. H., Wing, J. K.: Level of arousal and the subclassification of Schizophrenia. Arch. gen. Psychiat. **7**, 144—152 (1962)

Vetter, K.: Die Katheterisierung des Spinalkanals. Nervenarzt **39**, 22—25 (1968)

Vlieger, M. de.: Echoencephalographie bei Hirnverletzungen. Acta Neurochir. (Wien) **9**, 707—712 (1961)
Two-Dimensional Echo-Encephalography in the diagnosis of infantile hydrocephalus. Proceedings in Echoencephalography. Berlin/Heidelberg/New York: Springer 1968, pp. 208—210

Vlieger, M., Ridder, M. D.: The use of Echoencephalography. Neurology **9**, 216—233 (1959)

Vlieger, M. de, ter Braak, J. W. G., Grandïa, W. A. M.: Echoencephalography as an air in the diagnosis of subdural and extradural haematomas. Recent Neurological Research. Amsterdam: B. Biemond 1959, pp. 37—45

Vogel, Th.: Zum Problem der Bestimmung von Normalwerten. Nervenarzt **37**, 515—517 (1966)

Vogel, Th., Lange, H.-J.: Pneumencephalographische und psychopathologische Bilder bei endogenen Psychosen. Statistische Untersuchungen an dem von G. Huber 1957 veröffentlichten Material. Arch. Psychiat. Nervenkr. **208**, 371—384 (1966)

Winkler, W. Th., Krüger, H., Zumpe, V., Veltin, A.: Ergebnisse soziodiagnostischer und soziotherapeutischer Maßnahmen bei langjährig hospitalisierten Schizophrenen. Psychother. Psychosom. **17**, 1 (1969)

Yamamoto, S.: Über das Encephalogramm der Schizophrenie. Fukuoka Acta med. **33** (1940), Nr. 4, dtsch. Zusammenfassung 28. Ref.: Zbl. ges. Neurol. Psychiat. **98**, 438 (1941)

Sachverzeichnis